脳と心の神秘

ワイルダー・ペンフィールド　著
塚田裕三／山河　宏　訳

法政大学出版局

Wilder Penfield
THE MYSTERY OF THE MIND

Japanese translation rights arranged with Princeton University Press, New Jersey through Tuttle-Mori Agency, Inc., Tokyo

目次

凡例

＊　本文及び図版説明文中の○囲み数字は、巻末の参考文献の参照番号を示す。
＊＊　〔　〕は、訳者による注記であることを示す。

はしがき

この本を書くきっかけとなったのは、一九七三年の四月二十一日にフランシス・シュミットを議長にしてフィラデルフィアで開かれた、アメリカ哲学協会の年次総会である。この会で講演するためにまとめた原稿を、一か月後にハンス・ベルガー（Hans Berger）〔ドイツの神経学者。一八七三〜一九四一。脳波の発見者〕生誕百年記念シンポジウムのために書き直したのが、本書の原型なのである。このシンポジウムは「脳と心の関係」と題してモントリオール神経学研究所で開かれた。

人間の脳がどのような仕組みによって働いているかがはっきり理解できるようになった今、これまでに得られた知識に基づいて、「心」の本体を新たに考え直すべき時が来ていると私は信じる。私はこの胸躍らせる挑戦に応じないですますことはできなかった。そして、ほかの仕事をなげうってこの本の執筆に没頭したのである。

神経外科医になって以来、私が、次から次へと自分の手に委ねられる患者の苦しみを、常に第一に気にかけてきたのはむろんである。その一方で、数多くの研究が患者によって糸口を与えられた。私がまず第一に気づかったのは患者のことであるが、その背後に、真理を探求したいという強い衝動がひそんでいたのである。この衝動をはじめて呼び起こしたのは、プリンストン大学の生物学教授E・G・コンクリン（E. G. Conklin）だったと思う。それからしばらくして、オックスフォード大学の医学生としてチャールズ・シェリントン教授（Sir Charles Sherrington）〔イギリスの神経生理学者。一八六一〜一九五二。中枢神経の近代的な研究の先駆者〕の講義を聞いているうちに、私は、哺乳類の神経系の仕組みには、まだ研究者が手をつけていない胸のわくわくするような未知の領域があることを知った。シェリントン教授が動物の脳で反射を研究したように人間の脳を研究できさえすれば、この領域を通じて心の神秘に迫れるかもしれないのだ。

こうして私は、初期の大学教育〔著者はプリンストン、オックスフォード、ジョンズ・ホプキンズの各大学に学んでいる〕を終えてから、神経生理学の研究室で大学院の勉強をするためにオックスフォード大学へもどり、以後、神経学から神経外科学へと、人間の脳に向かってやみくもに突き進んだのである。脳の働きと、それに関連した心に対する驚異の念は、常に私を駆り立ててやまなかった。そして私は臨床医であると共に研究者でもあろうとし、おそらくは偶然によって、多くの重大な発見をしたのである。

ここに私の経験を最終的に報告するに当たって、分野を同じくする他の研究者のすぐれた業績を十分に伝えていないとしても、それはお許し願うしかない。私達は共通の目標で結ばれた仲間であり、自身で行なったこの未知の国への魅惑的な探検について報告をし、自身の記録を、今や運命的な巡礼の旅となった探検の後継者に、正確に希望を持って伝えることは、各自の第一になすべき仕事である。

一般の読者を対象に

哲学者の中には、たしかに、「心と脳」という形で考えを進めることに、頭から反対を唱える人達がいる。彼らは、心はその本質から言って空間に位置を占めるものではないから、考慮すべき対象は一方のみ、すなわち脳だけだと主張する。こうした主張は、今も昔もたいていの人々の考えに反するものであり、また証明されていない仮説でもある。この種の仮説は皆そうだが、あらかじめ偏見を持つことなく証明または反証につとめなければならない。

科学者は結論を出そうとする前に証拠を検討する。これは、ここで問題にするような大昔からの――そしてこの上もなく重大な――疑問に対する場合には、とくに大切なことである。いったい心は脳の働きに過ぎないのだろうか？　それとも、脳と密接に結びついてはいるが、別個の要素なのだろうか？　生理学者は脳をいろいろと調べることができる。まだ心に直接迫るまでには行っていないが、脳と心に密接な関係があることは説明を要しない。いろいろな事実を手中にしながら、生理学者はいつまでも哲学者と袂《たもと》を分かっていなければならないのだろうか？

　この本を広い範囲の読者を対象にしたものにするため、私は異なった分野から著名な友人を選んで協力を依頼した。神経外科医のウィリアム・ファインデル（William Feindel）、哲学者のチャールズ・ヘンデル（Charles Hendel）、神経学者のチャールズ・シモンズ（Sir Charles Symonds）の三人である。ヘンデルには原稿を書く際に哲学者としての助言を求めているので、二人の間柄をちょっと説明させていただきたい。彼は一九一三年に私と一緒にプリンストン大学を卒業した同級生で、教室では机を並べてカント哲学に頭を絞った仲である。そして一九三四年には、まるで違った道をたどった後で、二人ともモントリオールに住むようになった。私はその年に開設されたマッギル大学付属モントリオール神経学研究所の所長として、また神経外科医として、実地の医療にたずさわりながら人間の脳の働きを研究していけるのを楽しみにしていた。一方、すでにマッギル大学で道徳哲学の教授になっていたヘンデルは、同じ年に、「実在における心の位置」と題した重要な論文を哲学ジャーナルに発表した。

一九七三年の九月、私は本書の最初の原稿を書き終え、ヘンデルのもとへ送って批評を求めた。そのころ彼はアメリカへもどって、イェール大学で哲学部長をしていたが、私の原稿を受け取ると、すぐに長い手書きの返事をくれた。その中に次のような的を射た一文がある。

「僕が何度も繰り返して読んだ限りでは、君の話は、例によって、科学者が知識を得るための拠り所にする物質中心の仮説で始まっている。つまり、人間の物質的な属性とエネルギーだけが、扱い得るすべてだという考えだ。君はここから出発しているわけだが、他所《ほか》から出発することはできないし、またそうすべきでもない。しかし、かつて君に科学的な見方と相容れない何かの存在を疑わしめた発見の記録が、今や君を果てのない疑問へ駆り立てている。それは生きた、意識のある患者の証言であり、君の科学的な証拠の中に入る客観的な事実だ。これを物質万能の人間観でどのように説明できるのだろうか？」

私は彼の手紙から示唆を得て原稿に手を入れ、より率直な自伝風の読物、いわば巡礼記のようなものに書き直した。一九七四年の一月、私は最後の原稿をヘンデルのもとへ送り、序文を書いてくれるように頼んだ。そして、彼の手紙から適当な所を抜き出して、そのまま序文の中に入れてほしいと書き添えた。こうして彼が書いてくれた序文は、科学者でない読者が私の言わんとするところを理解し、この本に述べられている事実や推論を自分なりに解釈するのを、容易にしてくれるに違いない。

心の本体は何か?

過去五十年の間に、人間の脳には、完全にではないが切り離して考えることのできる仕組みが、無数に存在することがわかってきた。その中には、知覚や運動に関係するものもあれば、言語能力とか、過去の意識の流れを記憶したり、いま経験していることを自動的に解釈したりする働きのような、いわゆる精神作用に関係するものもある。そして人間の脳には、条件反射を利用して知覚と運動を自動的に制御する、驚くべきコンピュータ装置と、昔から意識とか心とか精神とか呼ばれてきた働きに直接結びついている、最も重要な機構が組み込まれているのである。

私は研究者としての生涯を通じて、ほかの科学者と同じように、心は脳の働きで説明できることを、なんとかして証明しようと試みてきた。しかし今や、証拠をあるがままに見つめて、問題を問い直すべき時が来たと思われる。いったい心は脳の働きで説明できるのだろうか？現在脳について知られていることだけで、心を説明できるのだろうか？　もしできないとしたら、人間は一つの要素から成るという説と、二つの要素から成るという説のうち、どちらの方が合理的だろうか？

いずれの説をとるにしても、心の本体はまだ科学者の手の及ばない神秘だ、ということに変わりはない。しかしそれは、いつか科学によって解き明かされる神秘だと私は信じている。そのときには、真の預言者達は、長い間待ち望んだ真理の探求における盟友を、科学者の中に見出して喜ぶに違いない。

謝辞

この本は人間の脳と心がどのように結びついているかに興味を持つ、広い範囲の読者を対象にしているので、私は、有益な意見を述べてくれることがわかっているたくさんの人達に原稿を読んでもらって、批判や疑問の言葉をありがたく受け取った。その中には、孫で音楽評論家のワイルダー・ペンフィールド三世、甥でコンピュータ医療に熟練した内科医のマーク・ウィリアムソンから、同輩の神経学者サー・チャールズ・シモンズに至るまで、さまざまな分野の人が含まれている。

私の妻は、これまでもずっと私の著作の最も熱心で創意に富む批評家だったが、今度も、私に原稿を読んで聞かせたり、私が読み上げるのに耳を傾けたりしながら、私が、心の本体に関する二つの仮説のうちどちらの方が合理的かについて、読者が各自に結論をひきだせるように原稿を書き直すのを励ましてくれた。

チャールズ・シモンズからの手紙は、そのまま手を加えずに、批判的なエピローグとして本文の後に収めた。これは、本書の感想と言うよりは、むしろ彼自身の見解を述べたものである。しかしこのエピローグは本文を見事に補うものであり、読者に高度に専門的な見解を紹介してくれる。さらに、彼の批判のおかげで、私は解説的な反論をつけ加えるという、歓迎すべき機会に恵まれた。これによって、私の言わんとする所が全体としてはっきりすることを期待している。

いろいろと批評を加えてくれた息子のワイルダーと、秘書として原稿をタイプしてくれた上に、多くの有益な意見を述べてくれた娘のルース・メリー・ルイスには深く感謝している。また、原稿を編集してくれたアン・ドーソンと、私がたびたび気を変えるにもかかわらず、原稿を細かく調べてきちんと整理しておいてくれたケート・エスデイルの二人の秘書にも、感謝の意を表わしたい。

最後に、私の以前の同僚セオドア・ラスムッセンとウィリアム・ファインデルは、初めから私の原稿をいろいろと批評してくれた。それだけではない。彼らはかつて私の仕事を手伝ってくれ、私が不注意からしくじりをしないように何度も助けてくれたのである。

一九七四年八月

カナダ、ケベック州オースチンにて

英国学士院会員、医学博士、理学博士、　ワイルダー・ペンフィールド

序　文

哲学博士、イェール大学名誉教授
チャールズ・W・ヘンデル（Charles W. Hendel）

私がこの本に関係するようになったいきさつは、いまペンフィールド博士が述べた通りである。ここでは、彼が、彼の言葉を借りて言うならば、「原稿に手を入れて、より率直な自伝風の読物に書き直す」ことになったのはなぜなのかについて、少し説明してみたいと思う。私は彼に宛てた手紙の中にこう書いている。

「原稿を読み返してみると、君は、最後の部分で、心は肉体に密接に結びつき依存してはいるが、肉体とは別個の存在であるという自分の説と信念を、雄弁に、説得力をもって説いていることがわかる。これは君が、君自身が、読者に話しかけている部分だ。そして信念も疑問も等しく慎重に、控え目に、思慮深く取り上げている所には、哲学者としての眼が光っている。それも蘊奥《うんのう》をきわめた哲学者の眼がね」

そして手紙の終わりに私はこう書いた。

「僕自身について言えば、この原稿を読んで、ためになるという言葉ではとうてい言いつくせない感想を持った。それは、僕が哲学者としての生活と研究をはじめて以来ずっと持ち続けてきた信念、すなわち、『心はきわめて独自な実在であるという、近代思想の不変の見解』に根拠を与える、霊感とも言うべきものだ」

さて、はじめに引用した冒頭の部分に続いて、問題の文がくる。「ほかの読者にも僕と同じように君の考えと研究の内容を理解してもらうために、できるだけの助言をするつもりだ」私は、彼の書きぶりがあまりにも学会向けの講演のようなので、もっと広い範囲の読者に向くものに書き直すよう、彼を説得しようと思っただけなのである。彼が書いているのは私にとって胸のわくわくする話ではあったが、原稿を書くに至ったいきさつが事細かに述べられているために、いくぶん焦点がぼけていた。もっとも、「心を物質的にしかとらえない見方を疑問に思う気持は、ごくはじめの頃から君の胸の中に芽生えていたと書いてあるのには、なるほどと思わされた。この疑念は心の隅に押しやられていたが、君が患者を電気で刺激して、その結果を観察する研究を進めていくうちに、疑念はやがて提言へ、さらに仮説へと発展していったのだ」

それから私の手紙は次のように続く。

「君は治療のために患者に手術を施しながら、大脳皮質や脳幹の働きについて、後に単なる疑念を重大な仮説へ変えさせることになる事実を発見した。これはまた、患者の生活に実際的な効果をもたらすことにもなった」

「こうして君は、心は独立した存在であり、独自のエネルギーを用いながら、脳の仕組みを自由に操って働きをあらわしているに違いない、と次第に確信するようになった。君は自分の考えを結論的に述べているわけではないが、それを仮説として取り上げる場合に生じる疑問には、十分に答えている。そして、自身を、人間の精神的な要素を強調する預言者や、詩人や、哲学者と同列に置いて話を結んでいる」

こうした感想に動かされて、私は著者に次のような助言をしたのである。

「これは君の考えがどのように発展してきたかを自伝風に述べた話であることを、読者にもっとはっきりさせた方がいいのではないだろうか。つまり、『私はいかにして、人間の意識すなわち心は脳の仕組みだけでは説明できないと真剣に考え、さらに信じるようにさえなったのか』についての話だということをね」

「……君が脳手術の際に生きた人間の記憶を支配する立場にあったことは、読者にとって重みのある事実だが、君は、君の信念の根拠を明らかにする事実や経験を、記録に基づいて紹介するだけに止めなければならない」

「君の自伝的な素材には人を動かす力があるし、患者の証言には説得力がある。心の神秘に向かって君がたどった道筋の話は、どんな哲学者の理屈よりも読者を納得させる力があるのだ。そこの所をよく考えてみてくれたまえ」

著者は私のすすめを受け入れて、原稿をより広い範囲の読者を対象にしたものに書き改めた。これで、「助言を惜しまない」と手紙に書いた私の目的は達せられたわけである。

さて、私は、はしなくも「哲学者」として序文を書くように著者から求められることになった。しかしここでは、彼に宛てた私の手紙から引用する以外に、書くべきことはほとんどないように思われる。そして、著者自身によるものも含めて、私の手紙からの引用はこれで十分であろう。

哲学を「少しかじった」読者は、「脳の仕組みで心を説明できるのか？」とか、「心は現在脳について知られていることで説明できるのか？」という著者の問いに、とまどいを覚えるかもしれない。ここで言う説明とはどういう意味なのだろうか。心を脳で完全に説明するとはどういうことなのか？　精神的なものすべてを、脳の物質的な働きに「帰する」ということなのか？　あるものをほかのもので「説明」するとはどういうことか？

こうした疑問はともかく、著者自身は、心の現われと見られる働きを脳の仕組みに帰することは、今の段階ではできないと考えていることは明らかである。

しかしペンフィールド博士は、心と肉体は各々独立したものだという断定から、本書の稿を起こしているわけではない。この点について、著者はチャールズ・シモンズに対する反論の中で次のように書いている。

「私は何らかの結論から始めることもなく、最終的で変更の余地のない結論で終わることもしなかった。私はただ、現在までに得られている神経生理学上の証拠を、二つの仮説、すなわち人間は一つの基本要素から成るという説と、二つの基本要素から成るという説に照らして再検討してみただけなのだ。……そして私の結論はこうである。……心の働きはすべて脳の仕組みに帰するという十分な証拠はない。私は、人間は二つの基本要素から成ると考えた方が、一つの基本要素から成ると考えるよりも理解しやすいと結論する」

こうしてとらえた心の本体について、ペンフィールド博士は第二十章で次のように述べている。「心は、それ自体、基本的な要素と呼ぶべきものである。霊とか魂とか呼び方はいろいろあろうが、要するに実体のある存在なのだ」

ペンフィールド博士は脳と心の関係を「不思議に思って」きた。本書の主題はそこにある。アリストテレスは、不思議に思うことから哲学は始まる、と言っているが、この言葉にしたがうならば、私達はいろいろな仮説を試みながら哲学を始めているところなのであって、結論的な終わりの段階にあるのではない。

「神秘」とは何だろうか？　アインシュタインはこう言っている。「宇宙の神秘はそれが理解できることにある」これは心についても同じなのだ――私達はその神秘を自身で解き明かすことができるのである。私の大学時代からの旧い友人である著者は、同じ教室で机を並べてカントを学んだことに触れているが、私は物質的な自然の世界における人間の精神の世界の独立性について述べたカントの言葉を思い出す。そして、科学的な見方では心を理解できないことは、少なくとも今のところは確かなのである。

解説

モントリオール神経学研究所所長、マッギル大学神経外科学教授
ウィリアム・ファインデル（William Feindel）

脳とその働き、そしてそれが人間の行動とどのように関係しているかについて、今日、科学史上かつて例のないほど広範囲にわたる関心が高まっていると言ってよいだろう。神経学者や神経外科医や精神科医がこの問題に真先に取り組んできたのはむろんのこと、解剖学、生理学、病理学など、生物学のいろいろな分野で、脳の研究は長年にわたって科学者の関心をひきつけてきた。そして最近は、数学、物理学、化学、電子工学、コンピュータ工学などの分野でもこの問題が盛んに取り上げられるようになり、神経科学の胸躍らせる研究に新たな刺激をもたらしたのである。

人間の脳は自然界で最も高度に組織化された最も複雑な構造物だ、とはよく言われることで

ある。百億個以上の神経細胞が無数の神経線維によって結びつけられ、信じられないほど込み入った構造を形づくって、それ自身の担う知能に対してきわめて手強い研究対象になっているのが、人間の脳なのである。しかし、人間の神経系をおかすある種の病気を詳しく調べることによって、脳の基本的な仕組みの一部は明らかにされている。こうした病気の中で最も劇的なものがてんかんである。てんかんの発作は、患者自身の意志ではどうにもならない異常な運動や感覚や行動をひき起こすが、一方では、脳の特定の部分の神経細胞がどのような働きを担っているかを、誇張して示してくれる。こうして、てんかんの原因はまだはっきりしていないが、てんかん患者の治療と研究を通じて、脳のどの部分がどのような働きを担っているかが、かなり明らかになってきたのである。

しかし、神経系に異常のある患者についての研究や、脳に関する広範な実験の成果を論じる以前に、考慮しなければならない重大な問題がある。それは大昔から人々の心をとらえつづけてきた疑問、すなわち、「脳は心とどのように関係しているのか?」という問いである。読者は、脳が失われれば心も失われると思っていることだろう。しかしチャールズ・シェリントン卿は次のように述べているのだ。「心、すなわち思考や記憶や感情や理性などは、物質的な事象の仲間には入れ難い」

人間の頭の中に広がる〝神経細胞のジャングル〟を探検する科学者のうち、生きた脳をじかに観察しながら、治療処置を加える過程で電気刺激に対する反応を調べることができるという、異常な機会と特権に恵まれているのは脳神経外科医だけである。本書の著者ワイルダー・ペンフィールド博士は、脳神経外科医として、また科学研究者として、他に類を見ない重要な業績を残している。彼は医者としての生涯を通じて、てんかん患者の治療につくす一方、〝心の生理学〟〔この言葉は英国の神経学者ジョン・ヒューリングス・ジャクソンによって一八七二年に用いられた〕の発展に寄与する膨大な知識をわれわれにもたらしたのである。これは彼が研究者としての十分な下地を持っていたからこそ可能だったのだ。彼はオックスフォード大学の学生として、チャールズ・シェリントン教授の研究室で細かい外科技術と系統的な所見の記録法をしっかり身につけ、これにさらに磨きをかけてから、神経外科の臨床を手がけるようになったのである。

ペンフィールド博士は、また、脳の顕微鏡による研究の大家として知られるサンチャゴ・ラモン・イ・カハール（Santiago Ramón y Cajal）〔スペインの神経組織学者。一八五二～一九三四。一九〇六年にノーベル医学・生理学賞を受けた〕をマドリッドに訪ねて、教えを受けたこともある。カハールは人間の脳について次のような哲学的な言葉を遺している。「人間の脳が神秘である限り、それによってとらえられる宇宙もまた神秘である」

ペンフィールド博士は、カハールとその優秀な弟子デル・リオ・オルテガ（del Rio-Hortega）

から、てんかん患者の脳に見られる瘢痕の性質を顕微鏡で調べる方法を学んだ。それから彼はブレスラウにオトフリート・フェルスター教授（Otfried Foerster）〔ドイツの神経外科医。一八七三～一九四一〕を訪ね、この問題をさらに追究した。フェルスター教授は神経学者から神経外科医に転じた人で、脳の瘢痕の外科的な切除によるてんかんの治療を試みたそのころ数少ない神経科医の一人だった。

その後一九三四年に、ペンフィールド博士はマッギル大学の同僚と力を合わせてモントリオール神経学研究所を設立した。この研究所は、神経系の病気の専門病院と、脳研究の設備を組み合わせたものである。ペンフィールド博士は三十年以上にわたって研究所の仕事に打ち込み、外科医と研究者のグループを率いて、てんかん発作の起こる仕組みや言語の学習、それに過去の出来事をどのようにして思い出すかなど、脳に関する多くの未解決の問題に光明をもたらした。

その中から、心と脳についてどのように論じるにしても重要な意味を持つ研究例を紹介しよう。一九五二年、ペンフィールド博士と私は、側頭葉に電気刺激を加えたときに患者が示す反応を、手術室で肩を並べて観察していた。そして、一部の患者では、奇妙な自動症〔夢遊病のように行動が無意識に営まれ、後に記憶をまったく残さない現象を指す〕を人工的にひき起こしうることを発見したのである。この状態に陥ると、患者は意識を失い、意味のわからないことをしゃべり――ある患者は「時間と空間が満たされている」と口走った――、半ば意味のある行動をするのだが、実に不思議なことに、この間の記憶をまったく残さない。ある種のてんかん発作に同様の行動が特徴的に認められることは、以前からわかっていたが、私達は、側頭葉の深部にある驚くほど狭い部分、すなわち扁桃核と呼ばれる小さなアーモンド型の神経細胞塊に電気刺激を加えることによって、こうした自動症をひき起こしうることを証明したのである。刺激〔人工的な電気刺激や、てんかんの原因となる瘢痕などによる刺激〕によってこの部分に生じた電気エネルギーが、患者の意識と記憶機能を運動と知覚をつかさどる神経系の働きから切り離すと考えられる、一連の複雑な反応をひき起こすことは明らかだった。

脳のごく一部にごく弱い電気刺激を加えるだけで、患者の精神作用にこうした大きな変化をきたすというのは、驚くべき新事実だった。しかし外科医としての私達にとっては、問題の部分が瘢痕組織におかされているてんかん患者の場合、発作を除くために病変部を切除するとどのような結果を招くのかが当面の重大な関心事となった。モントリオール神経学研究所ではこの種の手術がこれまでに七百人以上の患者に施されているが四人のうち三人はてんかん発作の不安から解放されて、正常な生活に復帰している。しかも、この自動症の引金となる部分の切除は、患者の心に何の影響も及ぼしていないのだ。それどころか、一部の患者では、発作がなくなり、薬の量が減らされたり服用が中止されたりしたために、知能が上昇していることが詳しい心理試験で確かめられている。

ペンフィールド博士は、本書の中で、脳における機能の局在と相互作用からはじめて、主題である脳と心の関係へと論を進めているが、それは、意識のある患者の脳をじかに観察して得た膨大な知識に基づくものである。この重要な点で、彼の説は従来のいかなる説よりもまさっている。すなわち、生理学者の説は動物実験で得た知識に基づくものであるし、神経学者や心理学者や精神科医の説は、人間の外面に現われた現象を解釈したものである。ペンフィールド博士は、記憶、学習、言語、行動などの理解に必須の知識を要約した後で、人間の心は物質的な脳とは別個の存在であるという説を支持して、本文を結んでいる。

脳と心の関係については、まだまだわからないことがたくさんある。ジョン・ロック（John Locke）は三百年前にこう問いを発した――「想像と狂気はどう区別されるのか？」この疑問は今でも深まる一方である。これら二種類の精神活動の区別を、脳のどのような働きで説明したらよいのか？　また、夜ごと私達を真に迫った万華鏡のような幻想の世界に誘う夢は、一体なぜ、どのようにして生じるのだろうか？　催眠術や、東洋の鍼術（ハリ）による痛みの消失をどう説明するか？　さまざまな宗教的な体験と心の関係はどうなのか？　そして、脳の記憶にしまいこまれた膨大な経験や、考えや、観念は、いったい最後にはどうなるのだろうか？

脳と心の神秘

生理学者にして
神経系の先駆的な研究者
チャールズ・シェリントン卿に捧ぐ

第一章　シェリントン教授の疑問——心は脳の働きに過ぎないのか

私の医学者としての生涯は、オックスフォード大学におけるシェリントン教授の研究室に始まり、モントリオール神経学研究所の病棟と手術室で終わりを迎えたと言ってよいだろう。その間、私はいろいろなことに心を奪われたが、その背後には常に心に対する驚異の念と強い好奇心があった。研究の対象を動物の脳から人間の脳へ変えたのも、人間の脳の仕組みを解き明かして、心の働きがそれによって説明されるかどうかを見きわめたいと思ったからである。

私の恩師チャールズ・シェリントン卿は、反射と神経系の統合作用に関する研究でノーベル賞を授けられた。彼の関心は主として生れつきの反射（無条件反射）に集中していたが、一九三五年に七十八歳でオックスフォード大学の生理学教授の職を退くと、動物実験の世界から離れて、人間の脳と心の関係に関する専門的で哲学的な考察に専心した*。その結果はどうだったか。彼には、「脳と心の関係は、解明はおろか、その糸口さえ得られていない」としか言えなかったのである。そして、一九四七年に再版された自著「神経系の統合作用」(32)に寄せた序文の末尾にこう記して、彼の結論を端的に言い表わしている。

「人間は二つの基本的な要素から成るという説が、一つの要素から成るという説と比べて真実性が少ないとは思えない」

シェリントン教授がこの言葉を書き記してから、すでに四半世紀の年月が流れ去った。この間に人間の脳について多くのことが明らかにされ、今や彼の疑問、すなわち心は脳の働きに帰するのか、それとも脳とは別個の要素なのかという疑問を、あらためて問い直すべき時が来ていると思うと、私は胸がわくわくするのを覚える**。

現在脳について明らかになっている事実をこの疑問に照らして見直すことは、真理に向かって一歩前進することを意味すると言ってよいだろう。科学者は、研究を行なっている間は、一元論とか二元論とかの見方を忘れなければならない。彼のなすべき仕事は、自然界の綿密な観察と計画的な実験によって、物事の本質を見きわめようと努めることである。こうして、先入観を排除しながら、宇宙や人間自身についてできる限りの説明を試みるのである。しかし時には立ち止まって見方を変え、推論を試みることも必要である。

シェリントン教授と一緒にノーベル賞を授けられたエイドリアン卿（Edgar Douglas Adrian）〔一八八九〜一九七七。イギリスの生理学者。一九三七年以来ケンブリッジ大学の生理学教授〕は、一九六六年に次のように述べている。「自分の内面的な世界に思いをめぐらしはじめると、われわれはただちに自然科学の領域から足を踏み出してしまうようだ」私も同感である。しかし、ときにはこの領域から足を踏み出すことも必要であり、そうしたからといって冷静な判断を伴わないと考える理由はないのだ。

この本を書くことは著者にとって胸の高鳴る挑戦である。この挑戦を受けるに当たって、私は自分の経験を一般の読者にも理解できるよう平易に述べ伝えるに止めた。物足りないと思う読者にはお許しを願うしかない。

私は医学者としての生涯を通じて膨大な資料を手中にし、偶然にいくつかの驚くべき発見をした。私はその都度、また医学者の職を退いた時に、資料をまとめて記録した。そして今とは異なる——おそらくは誤った——観点から著作に没頭した。単なる記録以上のものを残すのは科学者の義務であろう。言い訳になるが、七十になっても八十になっても、ある期間を置いてからの方が、自分の得た知識の全体をより成熟した観点から解釈できると言えよう。もっとも、これは私が自分を慰めようとしているに過ぎないのかもしれない。

いずれにしても、今の私は、生涯で得た資料や経験を以前よりはっきりと正しく理解しているように思われる。そこで私は、まず、この真理を求める巡礼の旅を読者に手短に物語ろうと思う。それは、予期せぬ発見から困惑と思い違いを経て、驚くべき展望の開けた高地へ至る旅の物語である。この話は科学的に疑問の余地のない説を紹介して終わりにしよう。その後で(というのは、ここまでが予備知識として大切だからである)、この本の主題である脳と心の関係について話を進めていくことにする。

人間の心は脳で説明できるのだろうか? 心の働きはすべて脳の神経作用に帰するのだろうか? これらの疑問には、臨床の場で得られる証拠がいつか解答をもたらすに違いない。

ここで、心の本質にかかわるこの問題をよりはっきり理解するために、私達の住む宇宙の長い歴史に目を向けてみよう。生命が出現したのは宇宙進化の半ばを過ぎてからのことである。最初に単細胞の生物が現われ、徐々に複雑な形態を持つようになって、はじめは海で、後には陸上でも生活を営みはじめる。個体に自我意識と目的が認められるようになるのは、長い宇宙の歴史から見てごく最近のことである。そして今日、人類はその驚嘆すべき知性と複雑きわまりない頭脳をもって宇宙を探り、さらには生命や心の神秘にまで迫ろうとしているのである。

生理学者は、下等から高等に至るさまざまな動物を用いて、知覚と運動、反射機能、記憶、行動などの解明に可能な限りの貢献をしてきた。たとえばカール・ラシュレー（Karl Lashley）は、「記憶の痕跡」の正体を明らかにしようと、ネズミ（ラット）からチンパンジーに至るさまざまな動物を用いて三十年もの間研究に没頭した（ここで言う「記憶の痕跡」とは、エングラム、すなわち「精神的な経験が細胞の原形質に残す構造的な形跡」である）。しかしこうした痕跡はついに発見されず、彼は自分の研究に皮肉な笑いを投げかけながら、これでは動物はおろか人間でさえ、そもそも「学習」できるのかどうか怪しくなってくる、と冗談めかして言っているのである。

意識についての問題や脳と心の関係を動物で研究するのは困難である。これに対して、患者とじかに接する臨床医は、意識や記憶や心を科学的に研究する上で有利な立場にあると言えよう。

＊　シェリントン卿は一九三七〜一九三八年の間に Scottish Gifford Lectures を行ない、これは一九四〇年『人間——その本性』（*Man—On His Nature* ㉛）と題して出版されている。

＊＊　シェリントン教授は考慮に入れなかったが、もう一つ、バークリー主教（Bishop Berkley）〔イギリスの哲学者。一六八五～一七五三〕が唱えた説がある。それは、すべての事象は唯一の要素、すなわち心によって説明され、ものは心の中に位置を占めることによってのみ存在するとしている。

第二章　脳は心と外界の仲立ちをする器官

科学的な医学の父ヒポクラテス（Hippocrates）がギリシアのコス島で医学を教えはじめたのは、紀元前五世紀のことだった。当時、エンペドクレス（Empedocles）とかデモクリトス（Democritus）などの哲学者は、宇宙や人間の本性についてそれぞれ独自の説を唱えていた。ヒポクラテスは彼のいわゆる「証明されていない説」を斥け、自然と人間の研究と観察のみが真理に至る道を開く、と主張した。

ヒポクラテスは人間を健康な状態と病気の状態とで比較研究し、医学を科学の域にまで高めて、系統的な医術の端緒を開いた。しかし彼は人間の中に外部の自然界には決して見られない何物かの存在を認め、医業に携わる者の宗教とも言うべき道徳律を定めた。彼が弟子に課した誓詞の中に次のような言葉が見える。「私は、病人に危害を加えたり悪事をなしたりする意図を決して持つことなく、自分の能力と判断にしたがって病人の治療に当たります。……私は自分の生活と医術の両方を純潔に保ちます」こうして彼は、肉体的、物質的なものと共に、心的、精神的なものの存在を認めているのである。

ヒポクラテスは、脳の働きと意識の本体について、たった一例だけ講義録を遺している。それはてんかんについて医者達に講義をした時の記録である。次に、その驚くべき叡知の閃きを示す講義録から、少し引用してみよう。「人間は心臓でものを考え痛みや不安を感じると言う人があるが、それは間違っている。われわれの快楽や喜びや笑いや涙は脳から、そして脳からのみ起こるのである。脳を通じて、人間はものを考え、見たり聞いたりし、美しいものから醜いものを、善いものから悪いものを、快いものから不快なものを見分けるのである。……意識にとって、脳は外界との仲立ちをつとめる器官なのだ。……脳は意識の通訳器官である」また、同じ講義の別の個所では、てんかんは「脳が正常でない時」に起こる、と端的に述べられている。

脳と心に関するヒポクラテスの考えは、十八世紀になって生物の電気現象が発見されるまで、文献に見られる最もすぐれた学説を成している。ちなみに、電気が発見されるきっかけとなったのは、脳のエネルギーが神経に沿って伝わることを示した研究である。

今から思うに、ヒポクラテスは、てんかん患者の話に耳を傾け、発作の最中に彼らを観察することによって、このような結論に達したに違いない。読者は、本書を読み進むにつれて、てんかんにはまだまだ秘密が隠されていることを知るであろう。てんかん患者の言うことに耳を傾けるだけで、私達は多くのことを教えられるのである。

ヒポクラテスが患者を診察した後で作った記録は、その簡潔さと洞察力の鋭さの故に、何世紀もの間見ならうべき手本と仰がれた。ところで、ある種のてんかん患者は、以前に見聞きしたことを、発作の最中にまるで現実であるかのように再体験することが珍しくない。ヒポクラテスは、てんかんは「脳が正常でない時」に起こることを知っていたのだから、こうした現象の根底を成す事実、すなわち、経験したことは構造的な痕跡として脳の中に残されるという事実を、漠然とではあるにせよ推測していたに違いない。*

ヒポクラテスの時代には、魂すなわち心は心臓に位置を占めるというのが一般の考えだった。たとえば、四百年後に書かれたルカによる福音書には次のような言葉が見られる。「マリヤはこれらの事をことごとく心に留めて、心臓の中で思いをめぐらしていた」そして、心は心臓にあるという考えがついに棄て去られ、脳こそが人体の支配的な器官であることが知られるようになったころには、ヒポクラテスの言葉は遥か昔に忘れられてしまっていた。その頃の人々は、ガレーノス（Galenus）〔一三一～二〇一。古代ギリシア末期の医学者〕の教えにしたがって、脳は霊的な媒体を送り出したり受け取ったりしながら、神秘的な全体として働いていると考えた。しかし、それから千数百年を経てルイージ・ガルヴァーニ（Luigi Galvani）が一七九一年に動物電気を発見すると、ガレーノスの説は二度と取り上げられなくなった。

今では、脳は単純な全体として神秘的に働いているのではないことがわかっている。脳は部分的に切り離すことのできるたくさんの仕組みを内蔵しており、それぞれの仕組みは絶縁された神経線維を伝わる電流によって活動を営むのである。そして、意識や思考を可能にする役割を担っているに違いないと思われる特殊な仕組みがあるのだが、これについてはもう少し後で述べることにする。

これから専門的な表現を避け、教養ある一般の読者を念頭に置いて脳と心の関係を論じていくわけだが、はたして読者に十分理解していただけるだろうか？　ベンジャミン・フランクリン（Benjamin Franklin）なら、自ら創立したアメリカ哲学協会の最初の会員達を前に、凧糸を伝わる電気〔有名な雷の実験を指しているのであろう〕について説明した時にも、自分の興奮しているわけをやすやすと聴衆にのみこませたに違いない。そして、電気と呼ばれるこのきわめて重要な不思議の正体を理解させたことだろう。私も彼にあやかりたいものだ。電気と心は、それが空間に占める位置をさし示すことはできないが、どこでどんな働きを成すかは容易にわかる、という点で似通っているのではないかと私には思えるのである。**

* ヒポクラテスはその教えの内容から見て生物科学の祖と仰ぐべき人物だが、長い時の流れを経た今日、彼の生涯や人柄はほとんどうかがい知ることができない。私が臨床神経外科医としての最後の五年間に、職務の許す限りヒポクラテスを主人公にした歴史小説の著作に没頭したのは、この事実に目をとめたからである。私の小説は書き進むうちに虚構の色彩を強めていった。そうすることによって私はこの偉人の実像に迫ろうと思ったのだ。この小説は *The Torch* と題して一九六〇年にボストンの Little, Brown and Co. から出版され、翌一九六一年にはロンドンの George Harrap & Co. からも出版された。さらに数か国語に翻訳もされ、グルジヤ語に訳してグルジヤ共和国で出版した Sabchota Sakartvelo Publishing House の主席編集長 Guram Kveladze 氏は、一九六八年四月五日の日付で私に次のように書き送ってきた。「ヒポクラテスはグルジヤを訪れたことがあり、彼がコルヒディアン族について述べた言葉も残っています。そのためグルジヤの読者はいっそうあなたの本に興味をよせました。つまり彼らはこの本の中でグルジヤで大いに尊敬され広く知られている人物に出会ったのです！」これは興味深い指摘だが、私には今まで詳細を確かめる機会はなかったし、これからもその機会はないと思う。そこで今この脚注を読んでおられるグルジヤの医学者に期待したいのだが、問題の史実について何か、たとえばヒポクラテスはなんで黒海を渡るようなことになったのかとか、彼のグルジヤ旅行の詳細などについて知っておられることがあったら、それを西側の研究仲

間に教えていただけないものだろうか。

＊＊ 脳波の発見者ハンス・ベルガーは、心の活動を電気的に記録しようと試みて失敗したが、やはりこの類似性を心に留めていたのであろう。

第三章　脳における神経の働き

話を始める際には、用いる言葉の内容をはっきりさせておいた方がよい。もっとも、この本の場合にはどうしても不十分なものになってしまうが、まず「心」(すなわち精神)だが、ウェブスターの辞典では、「個体において感覚し、知覚し、思考し、意志を働かせ、推理する要素」となっている。

次に「脳」は、思考や意識を可能にして人体内で支配的な役割を演じる、複雑をきわめた臓器である。脳は各部分が整然とした関係を保ちながら統合的に働くという点で、またそのほか多くの点で、電子計算器に似ている。各部分の仕組みは機能的な単位を成し、脳全体の統合的な働きの中で、多少とも特殊化された役割を担っている。

個々の神経細胞すなわち「ニューロン」は、独自の電気を発生することができる。一つの神経細胞から何本かの枝が出ており、そのうちの一本を軸索と呼ぶ。ある神経細胞に起こった興奮（電気）は軸索を伝わってメッセージとして他の細胞へ達し、その細胞を刺激して、興奮をさらに別の細胞へ伝えさせるか、あるいは逆にその細胞の活動を抑制する。

神経細胞の枝の部分を除いた本体は集まって島や外被の形を成し、「灰白質」と呼ばれる。枝の部分は絡み合って「白質」を形づくる。これらが一つに集まって、無数のメッセージを同じく無数の神経細胞の間でやりとりしながら、巨大な交響楽団のように、正常な状態ではきちんと統制のとれたエネルギーによって、いわば振動しているのである。

しかし脳に何らかの異常が生じて、灰白質を慢性的に刺激するようになると、刺激の加わる部分に、ちょうど雷の模擬実験のように、異常なエネルギーの爆発が繰り返し起こって、一時に多くの神経細胞がその影響を被る。この時に患者をおそうのが「てんかん発作」である。この発作は、放電が起こる部分の灰白質が担う機能にしたがって、さまざまな形をとる。感覚に関係する細胞に放電が起これば何らかの感覚がもたらされるし、運動に関係する細胞がおかされれば運動が起こる。こうした発作を症状とするのが「てんかん」であり、人類の歴史と同じくらい古い病気である。いや、人間よりはるかに下等な動物もおかすのだから、それよりずっと古いと言ってよいだろう。

モントリオール神経学研究所が一九三四年にその扉を開いた時、私達は、ついに、人間の脳について治療と研究の両方を行なえる施設を手中にした。そのころまでに、私はてんかん患者――ヒポクラテスが彼らからいかに多くを学んだかは前述の通り――に手術を施す術《すべ》を身につけていた。当時、一部の患者では、てんかん発作をひき起こす放電が始まる変性した部分の脳を切除することによって、てんかんの原因を取り除くことが可能だった。

私達の目的がつねに治療にあったことは言うまでもない。しかし、長い手術の間も意識を保っている患者〔脳自体は痛みを感じないので、脳の麻酔は必要ない〕は、外科医の手を導く一方で、脳研究の進歩に寄与する多くの事実を私達に教えてくれた*。

脳の一部に弱い電流を流すと、その部分の担う働きが妨げられたり、患者の意志とは無関係な形で現われたりするので、こうした刺激を加えるための電極を用いて、患者が自分の意識に起こる変化を説明するのに耳を傾けながら、脳のどの部分がどんな働きを担っているかを地図に描くことができる。そして、電極を慎重に用いれば、患者のてんかん発作の始まりを再現して、病巣の位置をつきとめることができる。こうして、電気刺激を加えるたびに、心の中に起こる変化を患者の口を通して確かめながら、私達はそれまで知られていなかった事実を発見していった。発作を除くために脳の一部を切除した後で何らかの機能障害が起こった場合にも、その性質を調べることによって、脳の働きに別の面から光を当てることができた。

次の第四章から第九章にわたって紹介する研究結果は、モントリオール神経学研究所のすぐれた共同研究者の力を借りて、これまで折りにふれて発表してきたものである。巻末に参考文献として示してあるが、ここに名前を記した人が共同研究者のすべてではない。

＊　この手術は、一方の大脳半球の表面が、綿密な検査と病巣の切除に十分なぐらい広く露出されるならば、安全に行なうことができ、治療効果も相当に期待できた。手術中に患者の意識を保つことができれば、生命の危険は少なくなり、病巣の発見は容易になる。したがって頭皮に局所鎮痛剤が注射されるだけで、鎮静剤や麻酔薬は投与されない。手術の各段階を医師が患者に説明するのは、人道的な見地からばかりでなく、手術を成功に導くためにも不可欠のことである。それどころか、医師は手術前と手術中に時間をかけて患者と話し合わなければならない。要するに、患者にとって信頼のおける友人でなければならないのだ。

第四章　感覚と随意運動の仕組み

ここでは感覚と運動の仕組み、それに人間その他の哺乳類で脳の「統合的な働き」に一役買っている生まれつきの反射について、ごく簡単に解説をしておこうと思う。一部の読者には予備知識として役立つだろうし、ほかの読者にも知識の整理や訂正に役立つであろう。その後で、心の働きとより密接に関係している脳の仕組みに話を進めていくことにする。

人間に生まれつき備わっている反射機能（無条件反射）は、脳幹〔大脳半球に包まれた脳の中心部で、間脳、中脳、延髄などを含む〕と脊髄によって営まれる。これはほかの哺乳類でも同じである。筋の緊張、姿勢の維持、歩行の動作、体温の調節、睡眠のリズム、呼吸、咳などみな反射のなせるわざである。

大脳半球は終脳すなわち新脳を成し、発生の過程で古脳である間脳から分かれる。間脳は脳幹の上部を占めている。大脳半球が脳全体に占める割合は高等な動物ほど大きく、人間で最大となる。さて、感覚はどのようにして生じるのだろうか。まず痛みを例にとってみよう。痛みの感覚を伝える神経インパルス〔電気的な興奮による信号〕は脊髄に入って上に進み、脳幹の下部を経て間脳にある灰白質の核〔神経細胞の塊〕に達する。これが痛みの標的となる神経細胞の集団である。痛みは、大脳皮質への迂回路を持たないという点で、ほかの感覚と違っている。つまり、触覚、位置感覚、視覚、聴覚、味覚、嗅覚など識別を伴う感覚のインパルスを伝える神経線維（軸索）は、重要な迂回路を持っている。この場合、インパルスの伝導路はまず上部脳幹（higher brainstem）の灰白質で神経細胞間の連絡を行ない、ついで大脳皮質へ迂回路を伸ばして、そこの灰白質で第二の細胞連絡を行なう（嗅覚は例外かもしれない）。そしてここから真直ぐに上部脳幹の灰白質へもどって、標的核へ達するのである（図1参照）。

内耳からの神経インパルスの流れは、脳幹の上部を経て大脳皮質の聴覚野に迂回路を伸ばす。そしてここで細胞連絡を行なってから、上部脳幹へもどるのである。眼の網膜に発したインパルスは、同じように脳幹から大脳皮質の視覚野を迂回する。ちょうど、眼と上部脳幹の間に中継駅が設けられているようなものである。

ここでは求心性〔末梢から中枢へ向かうことを言う〕の感覚路をごくかいつまんで説明するに止め、研究者の関

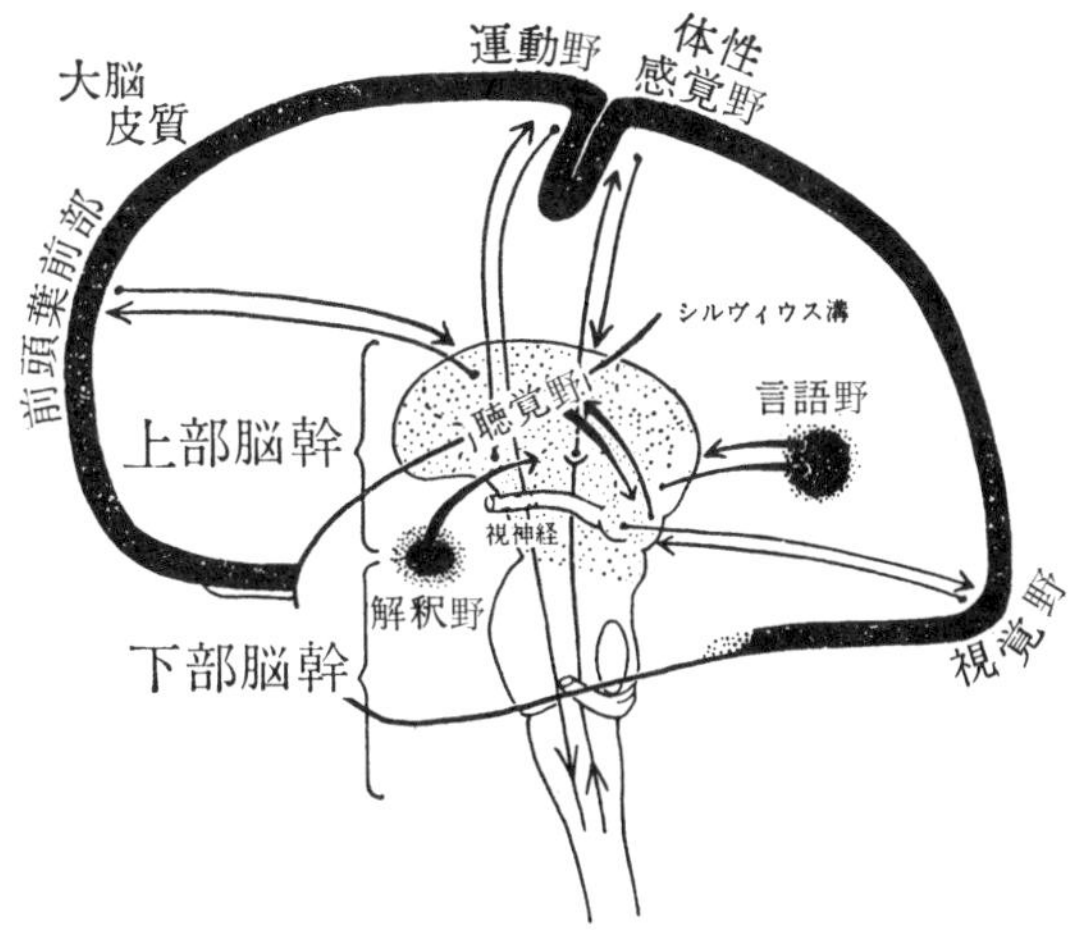

図 1　脳の主な仕組み

人間の脳を左側から見たもの。黒い部分が大脳皮質で，脳幹は輪郭を示してある。大脳皮質のいろいろ部分と脳幹を結ぶ矢印は，次に示すように，脳の主な働きにおける神経インパルスの伝導路を表わしたものである。**運動**——上部脳幹から大脳皮質の運動野へ至り，そこから下部脳幹または脊髄の運動神経細胞へ下行して，随意運動をひき起こす。**体性感覚**——眼，耳，手足そのほか身体の各所から上部脳幹へ達し，さらに体性感覚野へ迂回路を伸ばしてから，上部脳幹へもどる。**視覚**——眼の網膜から脳幹（視床）へ至り，視覚野を迂回してまた脳幹へもどる。**聴覚**——内耳から脳幹（内側膝状体）へ至り，聴覚野を迂回して上部脳幹へもどる。**言語機能**——上部脳幹から皮質言語野を迂回してもどる。そのほか精神作用に重要な意義を持つものとして，前頭葉前部と上部脳幹，および側頭葉の解釈野 interpretive cortex（第五章で説明）と脳幹を結ぶ伝導路も示してある。後者はまだ十分に解明されていないが，解釈野を電極で刺激すると，過去の経験が「フラッシュバック」のように再体験されることがわかっている。

一般に，大脳皮質は脳の各々の仕組みにおいて働きの仕上げをするのに一役買っているようだ。上部脳幹は，そうした仕組みの活動を開始させたり，神経インパルスを受け取って統合作用を押し進めたりする役割を果たしている。

心を集めている脳幹網様体〔灰白質が網状になって白質と混在している組織〕についてはとくに触れないが、この組織系が脳幹の統合作用に重要な役割を果たしていることは、いずれ明らかになるに違いない。

脳幹に入ってくる感覚路は、視覚や聴覚を伝えるものも、身体の全体にわたる体性感覚〔皮ふ感覚や深部感覚〕を伝えるものも、視床——脳幹の最上部にある灰白質塊——に至る途中で側枝を出す。これらの側枝は脳幹網様体に入り込んでいる。したがってこの網様体は、脳幹に入ってくる感覚インパルスを、視床や大脳皮質による受容の面で抑制あるいは強化する役割を果たしている可能性が十分にある。

この働きは、まさに、反射的な反応や意識的あるいは計画的な行動を可能にする、脳幹の統合機能（これについては後で詳しく説明する）の一部を成すものである。

一般的に言って、人間に周囲の状況を教える感覚上の情報は、直接的にせよ間接的にせよ、すべて求心性のインパルスによって脳幹の上部にある灰白質へ伝えられる。「求心性」とは目的に向かって進むことを、「遠心性」とは源から遠ざかることを意味する。脳の機能的な構造を考慮するならば、「求心性」が上部脳幹の灰白質へ向かうことを意味するのは明らかである。

一方、随意運動を支配する神経インパルスの流れは遠心性である。このインパルスの伝導路は上部脳幹の灰白質に起点を持ち、そこからまず大脳皮質の運動野へ迂回路を伸ばす。そしてここで神経細胞間の連絡を行なってから真直ぐに脳幹の下部へもどり、下行して脊髄で最後の細胞連絡を行なった後で、筋肉へ達する。この伝導路を伝わるインパルスによって、意識的ないし計画的な運動が制御されるのである。

人間その他の哺乳類における大脳皮質の運動野や感覚野は、果たすべき役割が生まれつきはっきり定まっている。また左右の側頭葉の内側面に位置して、過去の経験の記録を吟味したり、記憶を呼び起こしたりするのに重要な役割を演じている海馬と呼ばれる部分も、生まれつきその役割を果たすように定められている（図8参照）。ところが、最終的にいわゆる精神作用に関係することになる部分の大脳皮質は、生まれた時には果たすべき役割の内容がはっきり定まっていない。これについてはもう少し後で説明する。

第五章　大脳皮質は精神の座ではない

脳神経外科の分野で知識が積み重ねられるにつれて、大脳皮質は意識の破壊を伴うことなく広範囲の切除を行なうことができるが、脳幹の上部はごく一部が傷つけられるか、働きを妨げられただけで、意識の完全な消失を招くことがわかってきた。

一九三八年、私はニューヨーク医師会からハーヴェイ記念講演を依頼されたのを機会に、脳における機能の局在について再検討を加え、自分の考えをまとめた。そのときの結論を要約すると次のようになる。

中枢神経系の中には、機能的に見て大脳皮質に認められるものよりも高いレベルにある統合作用が存在することを示す証拠が数多くある。また、統合作用を営む神経機構が狭い部分に局在していることを示す証拠もある。この部分は、私の考えでは、新脳（大脳皮質）ではなく、古脳（脳幹）に位置している。

さらに、こうも述べている。「意識を支える不可欠の実体は大脳皮質以外の部分、おそらくは間脳（脳幹の上部）に位置している」大脳皮質は「最高位」の統合作用が営まれる場ではなく、一定の部分で一定の仕事（感覚とか運動とか精神作用にかかわる働き）を受け持ちながら、統合作用の仕上げのために細い点を補足する役割を担っているに過ぎないのだ――こう考えると、私は目の前がぱっと明るくなるのを感じた。それまで視界を覆っていた雲が吹き払われ、ある種の脳の仕組みがはっきり姿を現わしはじめたのである。その中には心の働きを担う仕組みも含まれていた。

それからしばらくして、私は、人間の大脳皮質には働きが運動とか感覚に限定されていない、進化論的に新しい部分があることを確かめた。この部分は生まれた後で機能がプログラムされるのである。人間の脳は他の動物と比べて前頭葉と側頭葉が著しく大きくなっている（図2参照）。そして新しく加わった部分は、前頭葉でも側頭葉でも、精神作用に関係している。

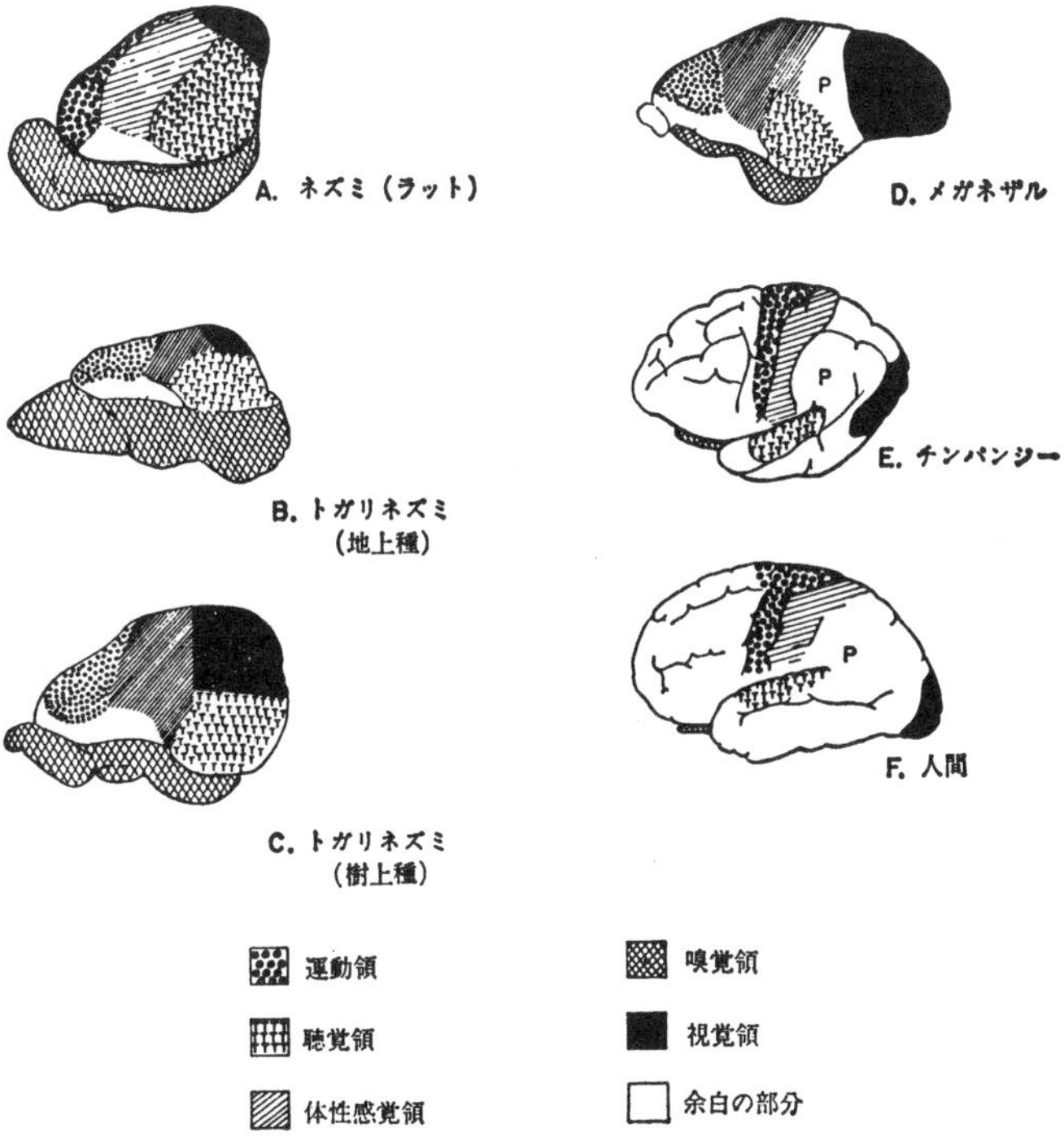

図2　大脳皮質の機能分布と余白

哺乳類の大脳皮質における機能の分布を示したもの。空白は生まれた時に運動や感覚の機能を割当てられていない部分を示す。人間では，この余白の部分のために，聴覚野が、シルヴィウス溝の奥へ押しやられてしまっているのがわかる。この図は故スタンリー・コッブの研究に基づくものである。

前頭葉に新しく加わった部分については、前頭葉の前部を広範囲にわたって切除すると、「計画的な独創力」の欠如をもたらすという事実を紹介するならば、その働きの一端をうかがうことができよう。

次に側頭葉では、聴覚野と視覚野の間に新しいしわ〔人間の大脳皮質にはたくさんのしわがあって、その間に大小の溝が複雑に刻まれている〕が出現して、これら二つの感覚野を溝の奥へ押しやってしまっている。

生まれたばかりの子供では、側頭葉の新しいしわの部分はまだ果たすべき役割がはっきり定まっていない。そして幼児期における初期の学習によって、その一部は左右いずれか一方〔右利きの人ではふつう左側〕の側頭葉で言語機能をつかさどるようになる。残りの部分は、現在の経験を過去の経験に照らして解釈する働きを担うようになる。この部分を私達は「解釈野（interpretive cortex）」と呼んでいる。

こうして、人間の大脳に新しく出現した部分は、条件づけあるいはプログラミングとも言うべき初期の段階を経て、心の働きにかかわる仕組みとして使われることになるのである。これについては後で説明を加えることにする。

第六章　電気刺激による過去の意識の再現

私達は、側頭葉にはじまる異常な放電によってひき起こされるてんかん発作を外科的に治療しているうちに、前の章で説明した解釈野を電気的に刺激すると、ジョン・ヒューリングス・ジャクソン（John Hughlings Jackson）〔イギリスの神経学者。一八三五～一九一一。てんかんについて多くの重要な研究を行なった〕が「夢のような状態」とか「精神的な発作」と呼んだ現象が生じることを発見した。そして「夢のような状態」を症状とするてんかん患者の場合には、電極による刺激がいつもの症状をひき起こしたと患者が告げれば、それは電極の位置が病巣に近づいた証拠だと私達は受け取った。*しかしこの現象は夢ではなく、意識の連続的な記録、すなわち患者の過去の経験の記憶が、電気刺激によって表に現われたものであることがすぐに明らかになった。患者は過去に見聞きしたことを、ちょうど映画のフラッシュバックのように、残らず「再体験」したのである。

こうしたフラッシュバック現象をはじめて意識のある患者の口から告げられたとき（一九三三年）、私は自分の耳が信じられなかった。その後も、同じような例にぶつかるごとに私は驚異の念に打たれた。たとえばある母親は、私の電極が解釈野に触れるやいなや、自分は台所にいて、庭で遊んでいる小さな息子の声に耳をすましているのに気がついた。彼女には、息子に危険を及ぼすかもしれない近所の物音、たとえば走り過ぎる自動車の音なども聞こえたのである。

ある若い男の患者は、自分は小さな町で野球の試合を見物しながら、小さな男の子が塀の下から観客席へ這い込もうとしているのを見守っている、と告げた。別の患者は公会堂で音楽に耳を傾けていた。「管弦楽です」と彼女は説明し、いろいろな楽器を聞き分けることができた。このように、ささいな出来事が細部に至るまで完全に思い出されるのである。

患者Ｄ・Ｆには楽器がある歌曲を奏でるのが聞こえた。私は確認のために何度か同じ箇所の刺激を繰り返してみたが、そのたびに彼女は同じ旋律を聞いた。それはいつも同じ楽章からはじまり、合唱部から独唱部へ移っていった。聞こえてくる曲に合わせてハミングをさせてみると、テンポはいつも同じだった。

同じ箇所を繰り返し刺激して、異なった「フラッシュバック」が現われた例もある。さて、ここである患者の場合をとりあげて、実際の様子を簡単に紹介してみよう。この症例はすでに報告したものである。一般の読者の理解を助けるために、手術中の患者の写真も掲げることにした。

患者M・Mは二十六歳の若い婦人で（写真1参照）、ある種の親近感にはじまって、不安感へ、さらに過去の経験から成る「ちょっとした夢」に続く小発作〔てんかん発作の一種で、短時間の意識の異常を伴う〕を有していた。手術台の上で彼女の右の大脳半球が露出されると（写真2参照）、私は電極で刺激を加えながら、反応をもたらした刺激箇所に番号を記した紙片を置いていった。刺激点の2では左の親指に、3では舌の左側に、それぞれうずくような感じが起こった。7では舌の運動が起こった。刺激点の3が体性感覚野に、7が運動野に属していることは明らかである。したがって刺激点の11はシルヴィウス溝〔外側溝とも言い、前頭葉と側頭葉を境とする主要な溝〕の下にある側頭葉の最初のしわに位置することになる（図3参照。これは私が手術後にスケッチしたもので、はっきりした反応を生じた刺激点の位置をすべて示してある）刺激電流が二ボルトから三ボルトへ強められた。その後で側頭葉から得られた反応は、感覚とか運動に限定されない「精神的」なものだった。次に示す記録を読めばわかるように、過去の意識の流れが電気刺激によって再現されたのである（上の数字は刺激点

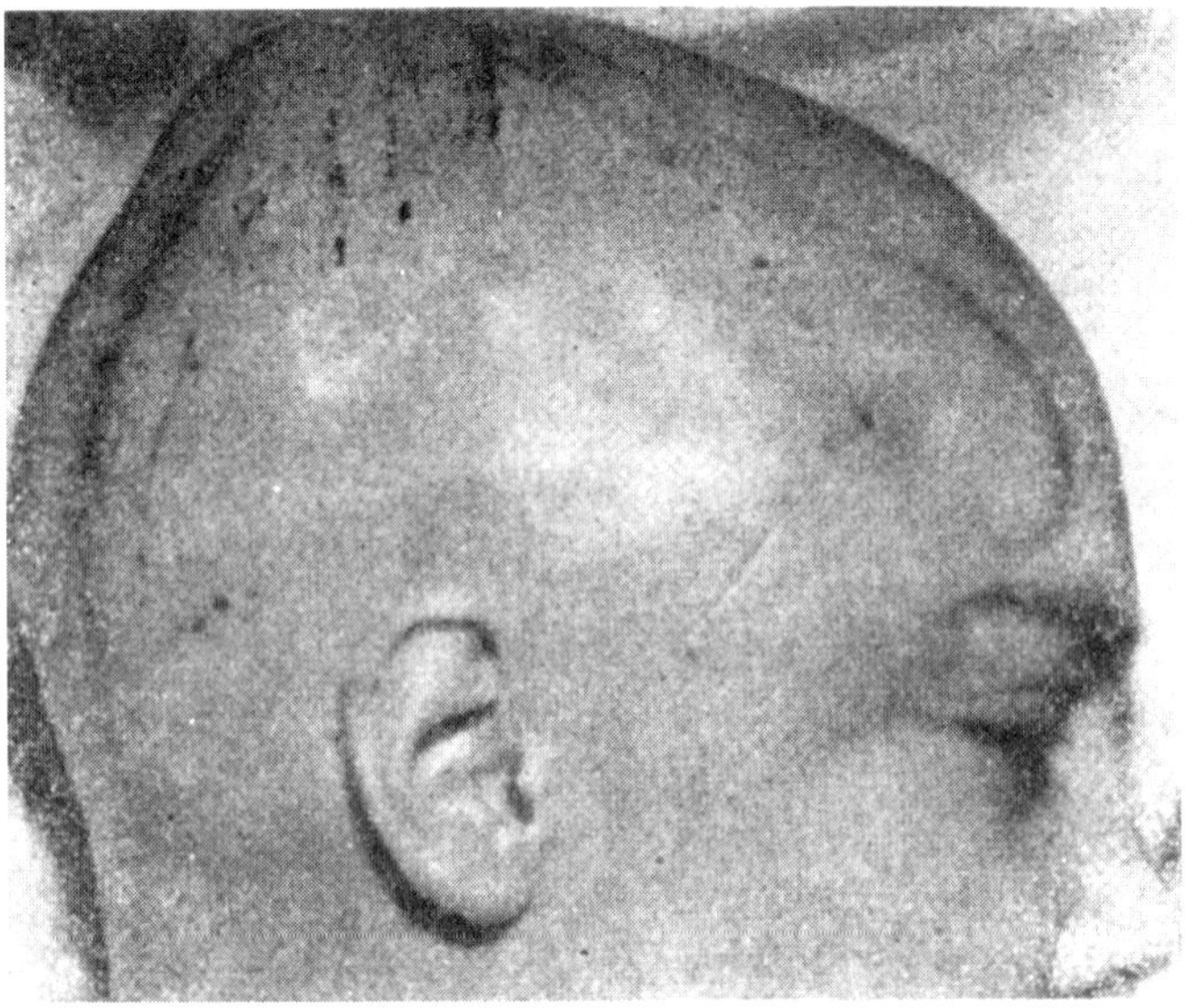

写真1　患者 M.M.

患者は手術台に横たわっている。局所鎮痛剤が頭皮に注射され，切開する部分の皮ふにひっかき傷で印がつけてある（⑲)。

読者はこの写真を見て，手術中，患者の顔は滅菌シート一枚を隔てただけで医師の顔の真近に位置していることを，心に留めていただきたい。思いやりと相互の理解なくしては，患者達が脳に電気刺激を加えられたり，病巣を切除されたりしながら，自分の意識に生じた現象を十分に検討することはできない。脳自体は感覚がなく，痛みを生じることはないが，手術は時に長く，危険で，きわめて骨の折れるものになる。これら勇気ある同胞の知的な関心と正確な報告のおかげで，心の生理学は著しい進歩をとげた。

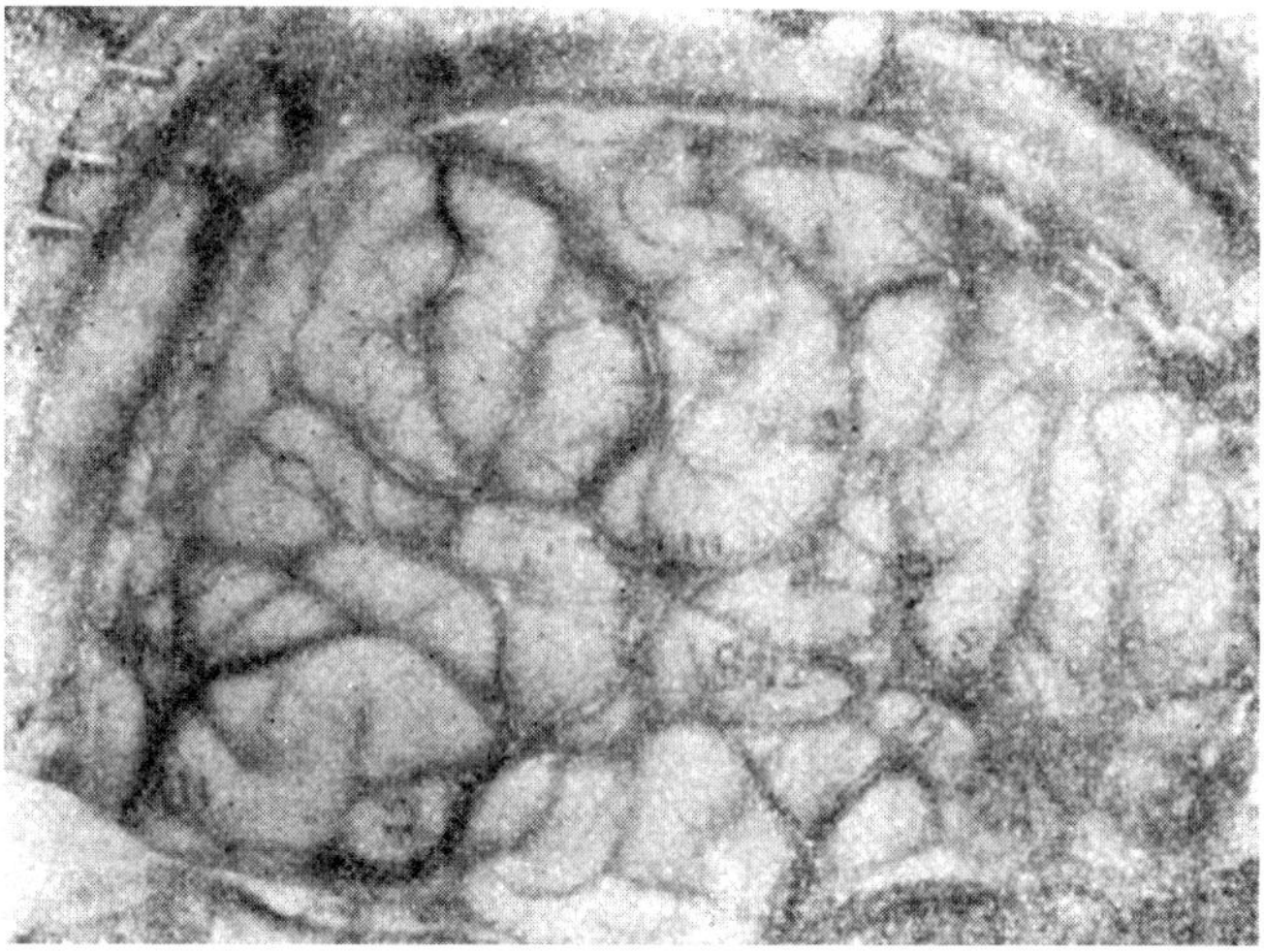

写真 2　患者 M.M. の脳
右の大脳半球が露出されている。番号を記した札は，電極による刺激で反応が認められた箇所を示している。

の位置を示す）。

11——「何か聞こえました、何かはわかりませんが」

11——（予告なしに刺激が繰り返された）「はい、先生、母親がどこかにいる小さな男の子を呼んでいるのが聞こえたように思います。何年も前にあった出来事のような気がしました」もっと詳しく、という求めに彼女はこう答えた。「今住んでいる近所の誰かでした」そして彼女自身は、「声がよく聞こえるくらい近くにいました」

12——「はい。どこか川の方で声がするのを聞きました——男の人と女の人が呼んでいる声です……川が見えたように思います」

15——「ほんのちょっとの間自分がよく知っている場所にいるような気がして、それから、すぐ後で起こることは何でもわかるような気がしました」

17c——（先端を除いて絶縁された針状電極がシルヴィウス溝の奥へ、すなわち側頭葉の上方表面へ挿入され、電流のスイッチが入れられた）

「おお、いつも発作のときに見る場面ですわ！　どこかの事務所の中で、机がいくつか見えました。私はそこにいて、誰かが私を呼んでいました。男の人で、手に鉛

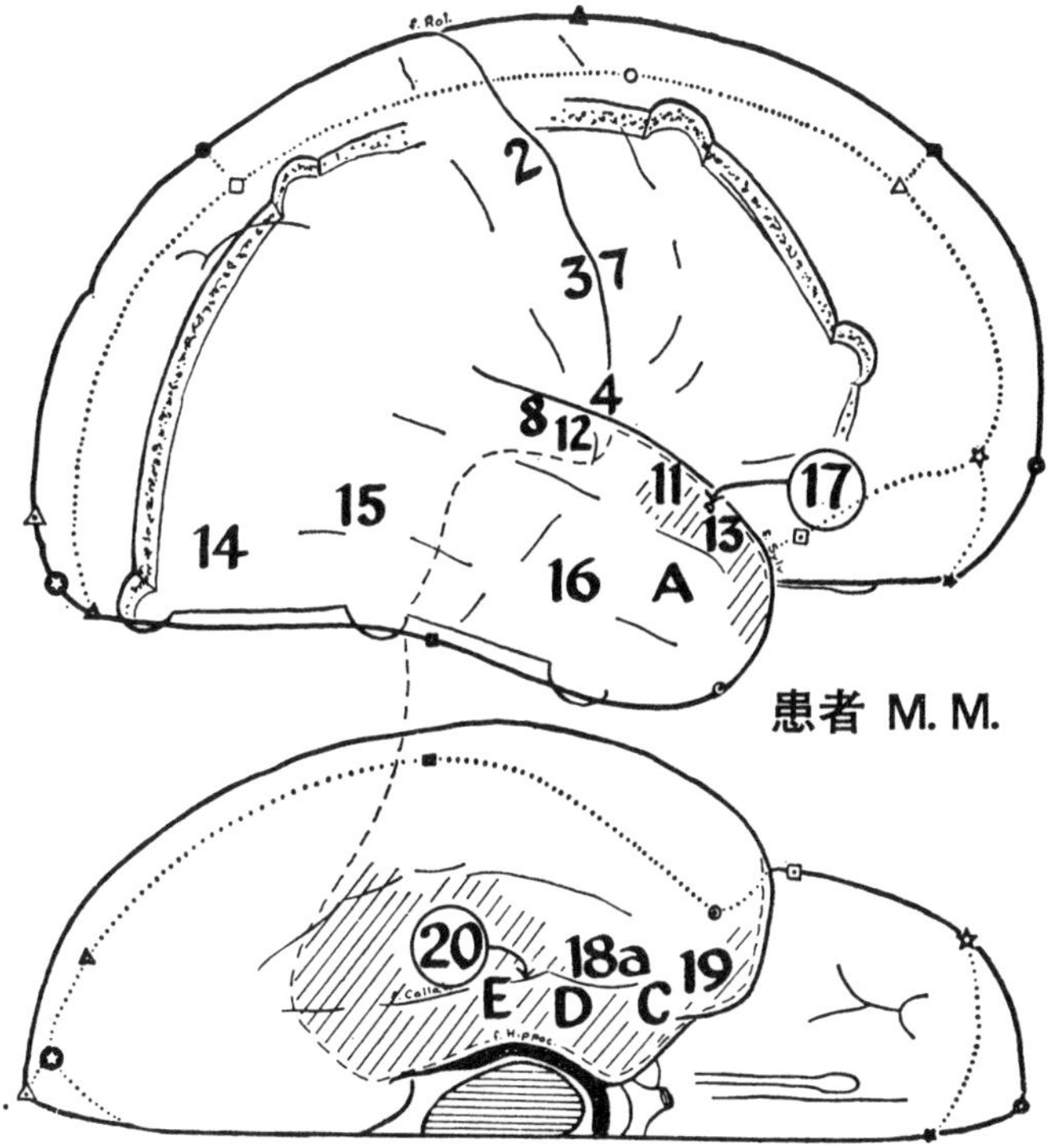

図 3　患者 M.M. の脳のスケッチ

手術野とはっきりした反応の認められた刺激点を図解したもの。破線はてんかんの病巣を除くために行なわれた側頭葉切除の範囲を示す。斜線の部分が硬化・萎縮しており，原因は出産時に脳に加わった圧迫と推定された。

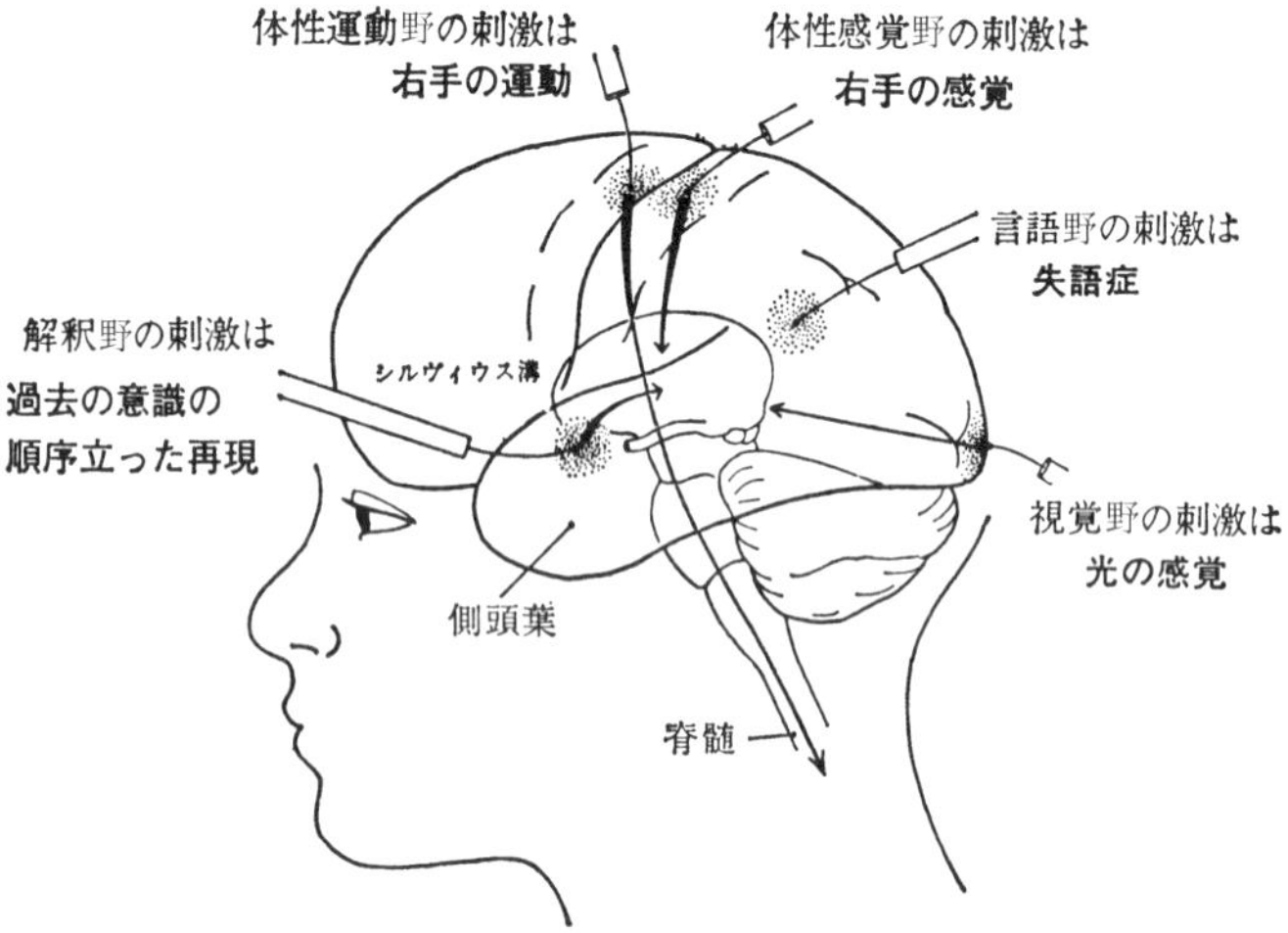

図 4　電気刺激の効果——過去の意識の再現その他

大脳皮質の運動野，感覚野，言語野および解釈野の電気刺激による効果を図解したもの。左の大脳半球と脳幹および脊髄の輪郭が示してある。電極の先端が接している箇所を取り巻く点描部は，電気刺激によって大脳皮質の本来の機能が局所的に妨げられている部分を表わす。この部分から伸びる矢印は，陽性の反応の伝導路を示している。言語野は電極で刺激しても陽性の反応は現われず，失語症が起こるだけである。陽性の反応は，刺激点と機能的に関連のある遠く離れた灰白質へ，通常の軸索伝導による神経インパルスが送られて生じる。つまり，陽性反応は，こうした遠く離れた灰白質の生理的な活動化の結果なのである。解釈野の場合には，電気刺激によって過去の意識の流れが再現される。運動野の場合には下部脳幹または脊髄にある灰白質が，感覚野の場合には上部脳幹にある灰白質が，それぞれ活動化される。

筆を持って机にもたれていました」

私は、刺激を加えると予告しておいて、そうせずに、どんな反応があったかを彼女にたずねた。「何も感じませんでした」と彼女は答えた。

18a——（予告なしに刺激が加えられた）「ちょっとした思い出が心に浮かびました——劇の一場面です——みんなでおしゃべりをしているのが見えました——私は思い出の中でそれを目の前に見ていました」

電極による刺激がこうした反応をひき出すたびに、私は驚異の念を新たにした。これは一体なんだろうか？　きっと心に関係があるに違いない！　私はこれを「経験反応」と名付けて、さらに証拠が集まるのを待った。この頃の私達は、一方では、人間の大脳皮質における感覚野や運動野や言語野の分布を明らかにする仕事に追われていた**（㉙㉚）。

＊　脳の電気現象を描写する装置が開発される以前は、電気刺激による検査法が手術を導く上で大いに役立っていた。モントリオール神経学研究所に新しい脳波描写技術を持ち込んだのは、一九三五年に所員になったハーバート・ジャスパーで、彼の参加は私達の研究にどれほど貢献したかわからない。この研究成果は

「てんかんと脳の機能解剖学」として一九五四年に出版された(25)。

＊＊「人間の大脳皮質」と題して一九五〇年に出版された本は、電極で大脳皮質を刺激して機能の分布を調べる研究を中心に、モントリオール研究所でそれまでに行なわれた共同研究の成果をまとめたものである。てんかん治療のために慎重に行なわれた大脳部分切除の結果も収めてある。セオドア・ラスムッセンは研究所の所長としてこれらの研究を引き継ぎ、所長の座をウィリアム・ファインデルに譲った今もなお研究を続けている。

「言語と脳機構」と題して一九五九年に出版された本は、私とラマー・ロバーツが十年以上にわたって行なってきた共同研究の結果をまとめたものである。この研究で、成人における言語機能は、大脳皮質の三つの言語野（側頭葉と前頭葉下部および中央部にある）が、上部脳幹の視床にある灰白質の核によって統御されて生じることが明らかになった。

第七章　てんかん発作の生理学的な説明

一九五八年、私は、人間の脳を電極で刺激した際に起こる現象を、それまでに積み重ねた臨床上の経験に照らして綿密に考察し直し、結果をシェリントン記念講演で発表した。私は次のことをはっきり理解した。すなわち、電極から大脳皮質へ電流が流されると、その部分の灰白質の正常な働きが完全に妨げられてしまう。大脳皮質のある部分ではそれ以上の効果は表に現われない。たとえば、図4に示すように、言語野では失語症が起こるだけである。しかし他の部分では電気刺激によって陽性（はっきり表に現われた）の反応もひき起こされる（表1参照）。こうした陽性の反応は、電極の付近の灰白質が局部的に活動化されて生じるのではなく、神経の電気的な興奮が絶縁された軸索を伝わって遠くの——刺激電流の妨害作用を被らない——灰白質へ達して生じるのである。

繰り返して言うが、活動化は遠く離れた灰白質で起こる。図4に見るように、大脳皮質に電極で刺激を加えると、刺激点の周囲の灰白質は必ず正常な働きが妨げられる。これに加えて陽性の反応が見られたなら、それは遠く離れた灰白質が機能的に活動化されたためである。これを手の運動を例にとって具体的に説明してみよう。大脳皮質の運動野の中で手を受け持っている部分を電極で刺激すると、この部分がつかさどる細かい運動機能が失われて、幼児がするような粗雑な運動——手をぎゅっと握りしめるなど——が意志と無関係に起こる。これは脊髄にある灰白質の二次中継所が興奮させられるからである。

てんかんの患者では、たいてい大脳皮質または上部脳幹の灰白質に自動的な放電が起こる。白質に放電が起こることはない。いわゆる沈黙野に放電が起こると、脳波を調べない限り徴候は認められない。

いずれのてんかん発作も、灰白質の一部に限局した病的な放電（焦点性の放電）ではじまる。陽性の症状が現われるのは、電極による刺激の場合と同じように、神経インパルスが軸索を伝わって遠く離れた二次中継所の灰白質（神経中枢）を興奮させるためである（図5参照）。病巣部のニューロンが放電しつくすと、二次的な神経中枢の興奮も止んで、陽性の症状は消失する。

大脳皮質の電気刺激またはてんかん性放電に対する陽性の反応

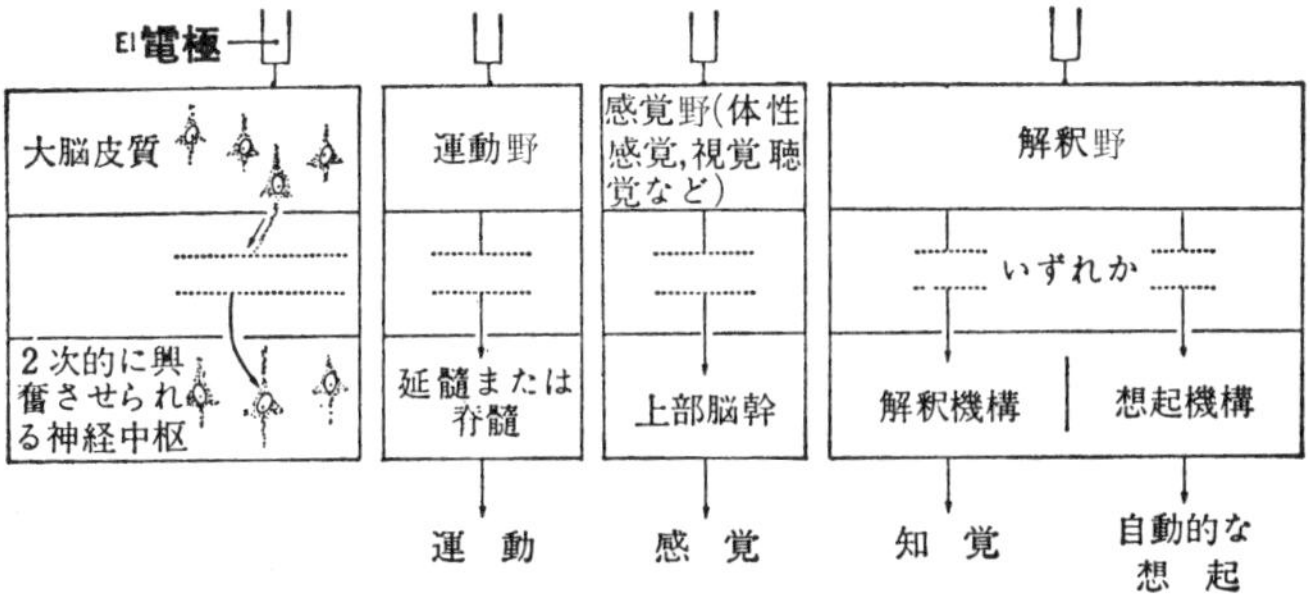

表1　陽性の反応

電気刺激（またはてんかん性放電）は灰白質の働きを部分的に妨げる。陽性の反応は，離れた灰白質と軸索を介して機能的な連絡を保っている部分に刺激が加えられた場合にのみ現われる。こうした大脳皮質の反応は，筋肉の運動，感覚，解釈を伴う知覚，意識的な経験の想起（第9章参照）の4つに大別される。

しかし病巣部の機能喪失は、ニューロンが病的な放電から回復するまで続く。遠く離れた灰白質の興奮は生理的なもので、病巣部から神経インパルスが伝わってこなくなれば、ただちに止むことは今述べた通りである。

電極を用いて脳を検査する場合には、脳に過度の電気刺激を加えてしまう危険が常にある。電流が強過ぎると刺激点の周囲の灰白質は病的な放電をはじめ、電気刺激を止めてもてんかん性の放電と発作が起こる。また、刺激点から過度の興奮が軸索を伝わって遠くの灰白質へ達し、そこで二次的なてんかん性の発作をひき起こす危険もある。

てんかん発作における局部的な異常放電の拡散は、次のいずれかによって起こると考えられる。(1)隣接する灰白質が順次にてんかん性の放電を行なう「ジャクソン型行進」。(2)機能的に関連した遠くの灰白質への神経伝導。これは電極による刺激の危険に関連して述べたものと同じである。すなわち、ある病巣から過度の興奮が軸索を伝わって遠くの灰白質へ達すると、そこで生理的な活動化の代わりに新たな異常放電が起こり、正常な機能が局部的に妨げられると共に、てんかん発作がひき起こされるのである。*

* これが事実なら——私はそう信じている——、臨床上および脳波検査上の意義はきわめて大きい。

第八章　記憶の仕組み

こうして、電気刺激の生理学と、てんかん発作における神経放電の実態について理解が深まってくると、「経験反応」すなわち「フラッシュバック現象」を新しい観点から検討する必要が起こってきた。そこで私は、一九六〇年に脳神経外科医としてメスを揮う仕事から退くと、同僚の助けを借りて、ほかの研究者が独自の判断を下せるように、経験反応に関するあらゆる所見を集め、新しい考察を付して公に発表した。まず一九六一年に私が王立外科学会のリスター記念講演で概略を報告し、ついで一九六三年にペローとの共著で完全なものが出版された(㉘)。

この研究は千百三十二人の患者について行なったものである。いずれも、てんかんの根治を目的とした手術の予備段階として、局所麻酔下で脳を電気刺激する検査を受けた患者である。このうち五百二十人で側頭葉が露出され、検査された。経験反応は側頭葉の刺激によってのみ現われ、他の部分の刺激によって生じることは絶対になかった。右の五百二十人中四十人、すなわち七・七%が経験反応を示した。発作時に過去の記憶から成る夢のような状態におそわれる、と手術前に訴えていた患者は五十三人、すなわち一〇%だった。

ところで、一九五一年に私はこう主張している――側頭葉には「記憶野」とも呼ぶべき部分があり、電極による刺激で経験反応が現われる箇所の付近に過去の経験が記録されている。これが誤りであることは、一九五八年のシェリントン記念講演で私自身が明らかにした通りである。記録は大脳皮質に保存されているのではないのだ。もっとも、一九五一年当時に私が考えていたことで、今でも根拠を失っていないものがある。その頃私はこう書いている。「何かを初めて経験するたびにシナプス〔神経細胞と神経細胞が軸索を介して連絡する部分〕の促通〔興奮を伝達しやすくなること〕が起こると考えたい」こう仮定すれば、右のようにして生じた永続的なシナプス促通が、何年も後で電極からの電流によって活動化された神経インパルスの流れを導く、と考えることができる。

こうして私達は、「記憶野」を別の名前――すなわち「解釈野」――で呼ぶようになったのである。解釈野の境界は、言語野その他の境界と共に図5、6に示してある。現在では、解釈

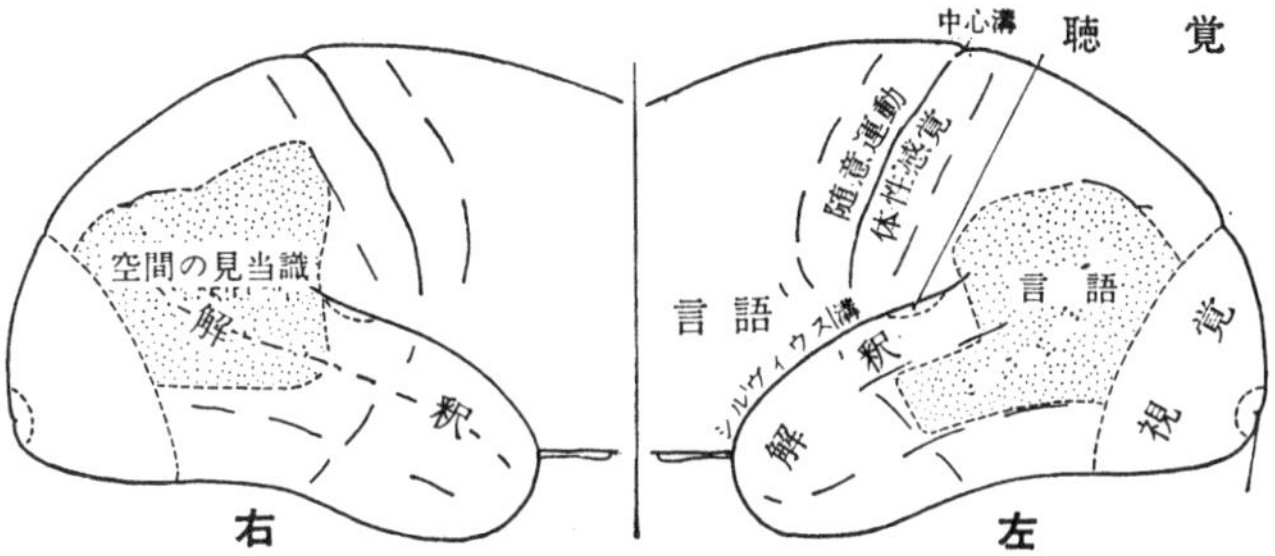

図5　大脳皮質の解釈野，言語野その境界*

成人における左右の大脳半球の外側面を示す。優位半球あるいは言語野のある半球では“言語”と記した部分を刺激すると失語が起こる。経験反応と解釈反応は両方とも解釈野の刺激で起こる。右の非優位半球で「空間の見当識」と記した部分は，大脳皮質部分切除の結果を検討して定めたもの。この部分を完全に切除すると，失語なしに回復不可能な空間見当識（空間における自分の位置の認識）の障害が起こる。

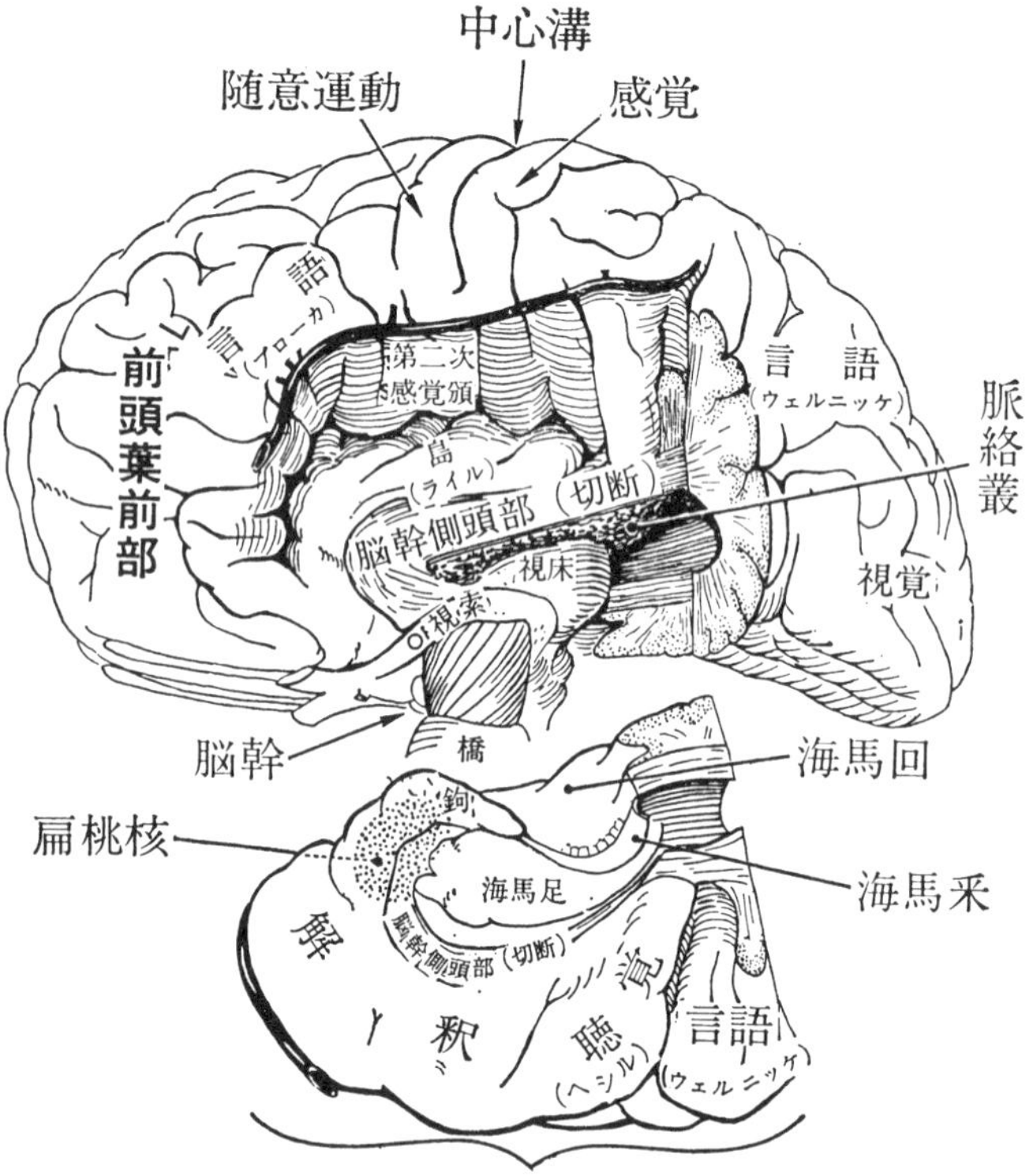

図 6　側頭葉の内部構造

左の大脳半球。ツルヴィウス溝（外側溝）を開いて側頭葉を切り離し，内側面を上にして伏せたもの。聴覚野は側頭葉の内側面で前の解釈野と後方の言語野の間に挟まれていることがわかる。（エリノア・スウィージィ画）

野に加えられた電気刺激は遠く離れた灰白質を活動化させ、そこに記録されていた過去の経験を意識の中によみがえらせることがわかっている。これまでに得られた証拠から考えて、この場合に活動化される灰白質は間脳（上部脳幹）に位置すると見て間違いないであろう。

＊　この図は、私の本からとったものである（㉒）。側頭葉の言語野（ウェルニッケ）、空間見当識野および解釈野の境界についての詳細は巻末に掲げた本（㉚⑲）を参照のこと。

第九章　解釈野

解釈野の働きについては、てんかん発作や電気刺激に対する反応の研究で、いろいろなことが明らかになっているが、ここでそれを整理しておこう。その後で、次の第十章から心と脳の関係を論じていくことにする。*

大脳皮質の解釈野に電気刺激を加える研究によって、二つの関連した仕組みの存在が明らかにされている。第六章で取り上げた患者M・Mは、これらの仕組みが電気刺激で働きを現わした例である。

(a)まず、自分とまわりの環境との関係を説明する信号を、神経インパルスとして送り出す脳の仕組みがある。この作用は自動的かつ無意識に営まれるが、信号は意識の中に現われる。たとえば、「前に見たことがある」とか、「恐ろしい」とか「近寄ってくる」とか、「離れていく」などの信号を意識に送り込む。

(b)次に、第六章で説明した「経験反応」をもたらす別の（だが関連した）仕組みがある。この仕組みは、過去の一連の経験を、夢の中で起こるような想像による修飾を伴うことなく、ありのままに再現することができる。日常の生活において、私達の誰もが、今経験していることは見慣れた（あるいは聞き慣れた）ものであることを知らせる信号を、自動的に意識の中へ送り込んでいると考えられる。そしてこの信号が正しいならば（正しいのが普通である）、作られた時と同じ鮮明さを保っている過去の記録を吟味する自動装置が働いていると考えざるを得ない。**

大脳皮質の解釈野は、現在の経験に関する解釈を意識へ伝える仕組みの一部を成している。ある意味で、解釈野は、言語野が言語機能について行なうことを、言語によらない観念の知覚について行なうと言えよう。言語機能をつかさどる部分は位置がかなりはっきりしている。言語によらない観念の知覚についてはまだ不明な点が多いが、解釈野を含む仕組みがこうした知覚をつかさどっていることは間違いない。そして、一方は言語に関係し一方は言語に関係しないこれら二つの仕組みが一緒になって、意識的ないしは自動的な想起によってページが開かれる、驚くべき記憶ファイルを作り上げるのである（⑱⑲⑳）。

側頭葉と記憶の関係については、紙数が許せばまだまだ述べることがたくさんある。神秘的な二重構造を持つ海馬は、ある種の下等動物では臭いの記憶に重要な役割を果たしているらしいが、人間では別の記憶に関係している。左右の海馬のうち一方を切除しても、他方が正常に働いていれば何事も起こらない。しかし両方とも切除すると、過去の意識の流れを再現する機能が、意識的なものも自動的なものも失われてしまう。海馬には意識の流れの記録を利用するための「鍵」が隠されているらしい。解釈野と海馬が一緒になって、記録されている過去の経験の吟味と想起を可能にしているのである。

＊ 私は「てんかんの基本的な機序」と題した著書（㉒）の中で、この問題をはじめて取り上げた。これがきっかけで、心に直結した特殊な仕組みを考えるようになったのである。

＊＊ 思い出される経験の大部分は視覚と聴覚のいずれか一方または両方に強く訴えるものであるが、前にも経験しているという感じは、視覚や聴覚のみに限られるのではなく、意識に上がるすべての要素を含むらしい。この人には「会ったことがある」とか、この曲は「聞いたことがある」とかいう感じのほかに、これは「前にも起こったことだ」などという感じも生じるのである。

第十章　心に直結した脳の仕組みと自動人間

さて、ここでいよいよ本書の主題である脳と心の関係の核心に触れる事実に話を進めよう――人間の脳には、心に直結した仕組みと、行動を自動的に制御する仕組みがあって、互いに影響し合いながら、おそらくは独立して働きを営んでいるのだ。

すでに述べたように、てんかん発作をひき起こす放電は、ある機能単位、ある働きを担う仕組みを選択的におそうことが多い。こうした放電におそわれた部分は、正常な機能を完全に妨げられてしまう。働きが高度に複雑で、ごく部分的にしか自動的でない部分では、てんかん性の放電は機能の喪失による沈黙をもたらすのみである（たとえば言語野では失語症）。

そして、意識の維持に不可欠な働きを営む上部脳幹の仕組みが、選択的に機能を失ってしまうてんかん発作もあるのだ！　この発作は患者を「心のない自動人間」に変えてしまう。右の仕組みで中心的な役割を演じる灰白質（図7に示した位置を占めると推定される）がてんかん性の放電におそわれたときに、こうした発作が生じるのである。この灰白質の一次的な異常放電によって起こる自動症を「小発作」と呼ぶ。しかし、すでに述べたように、側頭葉と前部前頭葉は心の働きと密接に関係しており、この部分に生じたてんかん性の放電は、過度の興奮を上部脳幹にある問題の灰白質まで伝えて、小発作の場合とほとんど変わらない自動症をひき起こすことがある。

＊

てんかん患者に見られるこうした自動症の発作は、人間の脳に複雑な仕事を自動的にやってのける一種のコンピュータ装置が内蔵されていることを、はっきり示している。自動症の発作が起こると、患者は急に意識を失うが、脳の他の仕組みは働き続けるので、自動人間へ変身する。そして当てもなくさまよい歩くこともあれば、心に直結した仕組みが働きを止めた時に患者の心から行動を自動制御する仕組みへ出されていた命令が、そのまま遂行され続けることもある。あるいは、型にはまった習慣的な行動様式にしたがう。しかし、いずれの場合にも、自動人間と化した患者は前例のない決定はほとんど行なうことができない。また意識の流れが記録されず、てんかん性の放電とこれに続く神経細胞の回復期の間は、記憶がまったく残らない。

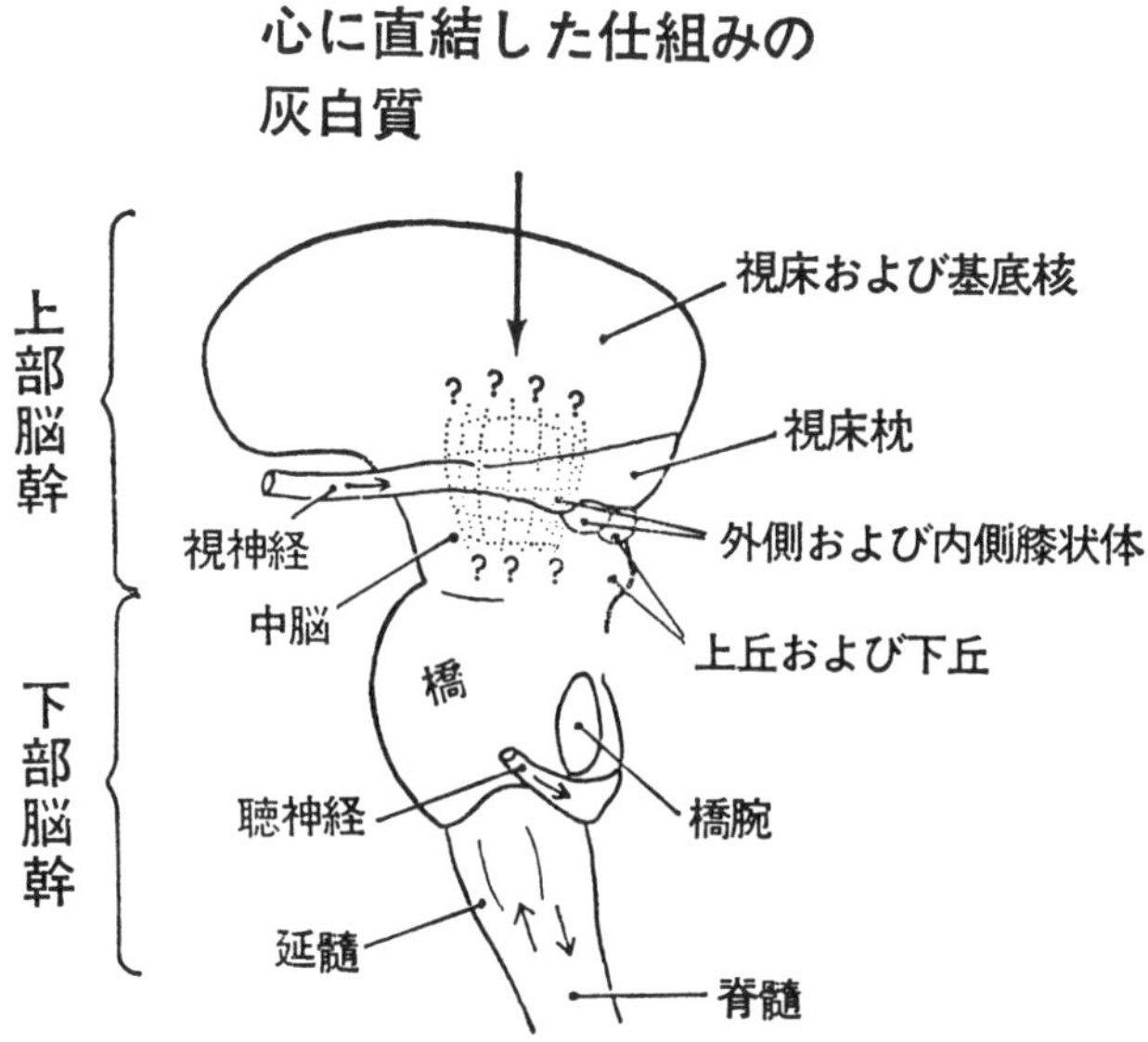

図７　最高位の脳機構

点描で示した部分が，心に直結した仕組み，すなわちその正常な働きが心の物質的な基礎を構成するのに不可欠と考えられる仕組みの存在位置である。疑問符をつけてあるが，これは解剖学的な詳細が確かめられていないというだけのことで，全体としての位置に疑問があるというのではない。この部分の灰白質が圧迫，外傷，出血，てんかん性の放電などによって活動を停止すると，意識が失われる。正常な状態では，睡眠中にこの部分の活動が停止する。（エリノア・スウィージィ画）

患者は、こうした意識の消失がいつ起こるか、まったく予測できない。二、三の例をあげてみよう。ある患者——仮にAとしておこう——はピアノを学ぶまじめな学生で、小発作型の自動症を有していた。彼は練習の最中に母親の言う「上の空」の状態に陥ることがよくあり、そうなっても、しばらくの間かなり上手にピアノを弾き続けた。患者Bは側頭葉のてんかん性放電で始まる自動症を有していた。発作はときに歩いて職場から家へ帰る途中で起こったが、彼はそのまま混雑した通りを縫って家への道を歩き続けた。そして、後で帰り途のたとえばX街からY街へかけての記憶が空白になっているのに気がついて、はじめて自分が発作におそわれたことを知るのである。もし患者Cが車を運転していれば、彼はそのまま運転を続ける。そして、信号をいくつか無視したことが後になってわかったりするのである。

一般に、自動症の状態にある患者は新しい決定を行なうことができない。だから、こうした決定を必要とする場合には、まったく常軌を逸した手に負えない人間になり、危険でさえある。

こうした一時的な自動人間の行動は、心に直結した仕組みからはっきり区別される別の仕組み、すなわち「自動的な感覚－運動機構」の働きを理解する上で大いに役立つ。この仕組みは上部脳幹の灰白質に中心を置き、そこで心に直結した仕組みと密接な関係を持ちながら働きを営んでいるに違いない。そして、この「コンピュータ装置」が左右の大脳半球の運動野および

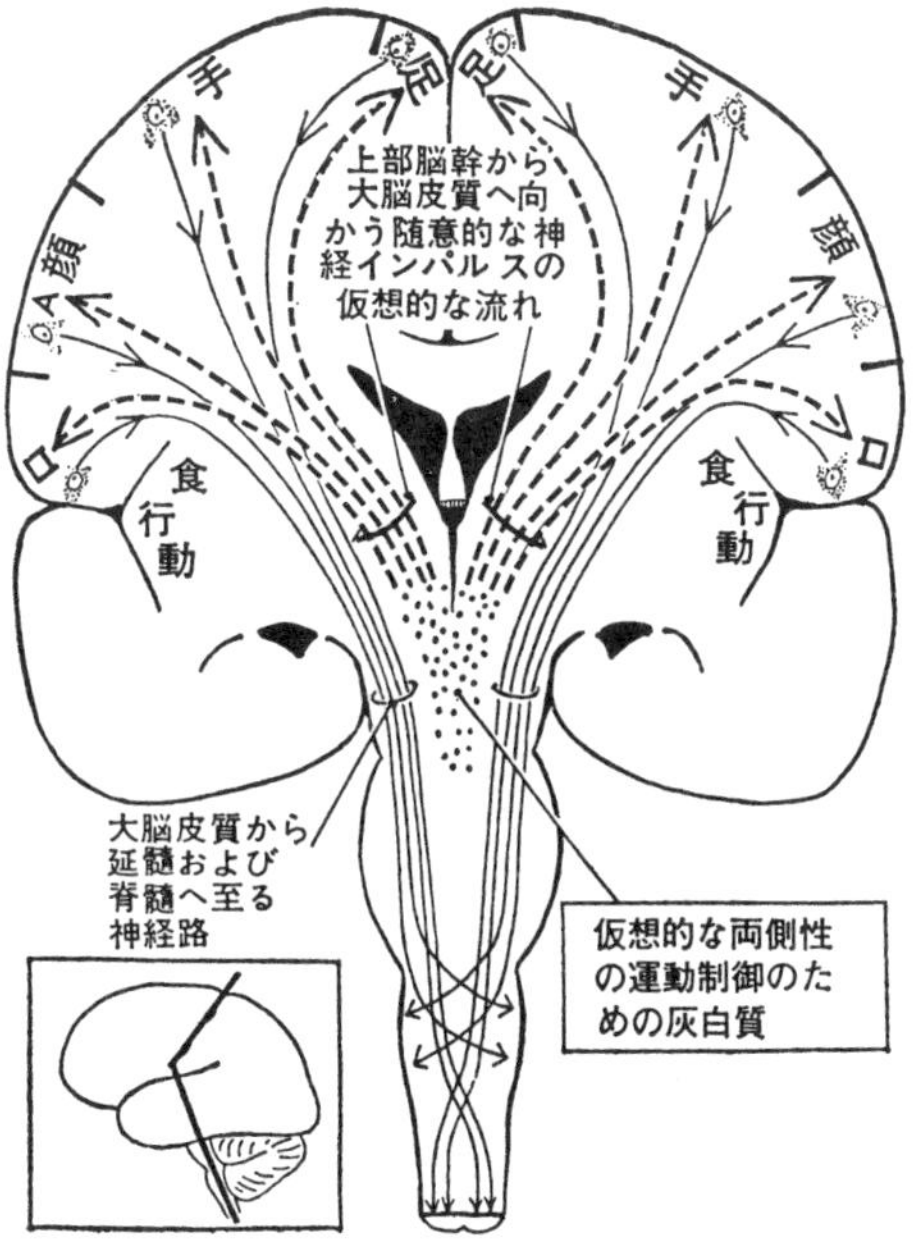

図 8　自動的な感覚－運動機構

全身の運動を随意的あるいは自動的に制御する仕組みの位置と，そこから出る神経インパルスの流れを模式的に示したもの。伝導路は大脳皮質の運動野（ここでは足，手，顔，口の順に区分してある）でニューロンの交替（神経細胞間の接続）を行なう。この仕組みは，効果的な心の働きを可能にする脳幹の統合・調整機構の一部を成している。人間の脳に内蔵されたコンピュータとも言うべきもので，私達が生まれてからこれまでに身につけたいろいろな技能（言語能力を含む）を利用できるのは，この仕組みのおかげである。私達がほかのことに気をとられていたり，てんかんの自動症のように最高位の脳機構（心に直結した仕組み）が選択的に機能を失っている場合には，この仕組みが自動的に行動を制御する。一方，この仕組みを担う脳幹の灰白質にてんかん性の放電が起こると，その部分の正常な機能が失われると共に，大脳皮質の運動野がすべて活動化されて，全身性のけいれん（大発作）が起こる。（エリノア・スウィージィ画）

感覚野とじかに連絡していることは、疑いの余地がない（図8参照）。以上のように、人間の脳には間脳すなわち脳幹に一定の目的を持って灰白質を配置している二つの仕組みがあり、その一方は心に直結した仕組み（すなわち最高位の脳機構（highest brain mechanism））で、他方はコンピュータ装置（すなわち自動的な感覚–運動機構（automatic sensory-motor mechanism））である。

大脳皮質の感覚野または運動野のいずれかにてんかん性の放電が起こり、そこから過度の興奮が上部脳幹へ伝わると、必ずけいれん性の大発作が起こり、自動症の発作は、私達の経験では、決して起こらない。これに対して、前部前頭葉または側頭葉の一部に始まるてんかん性の放電は、過度の興奮を上部脳幹へ伝えて自動症をひき起こすことがある。** これは脳の働きの上で大きな意義を持つことなのだが、一般には見過ごされてきた。てんかん性の放電が大脳皮質から間脳へ伝わる様式に、右のような相違があることを私達がはじめて知ったのは、一九五一年にクリスチャン・クリスチャンセンが行なった研究を通じてである。彼は、モントリオール神経学研究所で診療を受けたてんかん患者の中から、局部的なてんかん性の放電が運動野にはじまる者二十九人、体性感覚野にはじまる者五十五人、視覚野にはじまる者十一人の計九十五人を選んで、発作の症状を検討した。そして、発作中に自動症を示す者は一人もないが、多くの者は時に局部的な感覚あるいは運動症状から、ただちに全身性のけいれんへ移行することを明らかにしたのである（㉖）。

一方、ウィリアム・ファインデルは、側頭葉に病巣のある患者に自動症が多い（七八％）ことを明らかにした。そして彼と私は、電極を側頭葉の奥深く、扁桃核の近く（図6参照）まで挿し込んで電気刺激を加えると、自動症が誘発されることを発見した。ただし、この場合、局部的なてんかん性の放電が起こるまで刺激を続けて、はじめて自動症が現われるのである。これは、電気刺激によって海馬の働きが妨げられ、さらに過度の興奮が上部脳幹の灰白質へ伝わって、そこでてんかん性の放電をひき起こすためである、と私達は推定した。

全身性のけいれん発作が起こる過程を、少し詳しく説明してみよう。大脳皮質の運動野または感覚野に生じたてんかん性の放電は、上部脳幹にある自動的な感覚－運動機構の灰白質へ過度の興奮を伝えて、そこに二次的なてんかん性の放電をひき起こすことがある。こうなると大脳皮質のすべての運動野が活動化され、全身性のけいれん発作が起こって、患者は手足を強直させて倒れるのである。右の自動的な感覚－運動機構は、大脳皮質の運動野へ神経インパルスを送り込んで、これを活動化させる。こうして興奮させられた大脳皮質から発した神経インパルスが、下部脳幹および脊髄を経て末端の筋肉へ伝わり、運動やけいれんをひき起こすのである（図8参照）。全身性の大発作の最中も、下部脳幹に位置する呼吸運動の中枢は、自動的な調節機能を果たし続ける。

　前部前頭葉または側頭葉に起こった放電が、上部脳幹にある最高位の脳機構（すなわち心に直結した仕組み）へ過度の興奮を伝えると、自動症がひき起こされる。一方、大脳皮質の感覚野および運動野に起こったてんかん性の放電は、同じく上部脳幹にある自動的な感覚―運動機構（すなわちコンピュータ装置）へ過度の興奮を伝えて、全身性のけいれんをひき起こす。したがって、心に直結した仕組みは、前部前頭葉および側頭葉とは直接の連絡を有するが、感覚野および運動野とは間接的にしか連絡していないと考えられるのである。

　大脳皮質の感覚野および運動野から上部脳幹へ過度の興奮が伝わると、自動的な感覚―運動機構（コンピュータ）に二次的な放電が起こって、けいれん性の大発作が起こるが、自動症の発作は起こらない。一方、前部前頭葉または側頭葉から過度の興奮が伝わると、最高位の脳機構（心に直結した仕組み）が機能を失って、自動症が起こる。この場合、けいれん性の大発作が起こることもあるが、これは前部前頭葉および側頭葉とコンピュータの間に補足的な直接の連絡があるためであろう。

　以上から次のように結論することができよう。

㈠最高位の脳機構は、側頭葉と前部前頭葉の進化的に新しい部分とはじかに連絡しており、

㈡古い運動野および感覚野とはコンピュータを介して間接的に連絡している。

＊　側頭葉の解釈野および前部前頭葉と上部脳幹との間の直接的な連絡は図1に示してある。これによって、心に直結した仕組みの灰白質と大脳皮質がじかに結びつけられている。この重要な直接連絡は、ウォール・ナウタ（Walle Nauta）の研究で確かめられている。

＊＊　ハーバート・ジャスパーと私は、前部前頭葉にてんかん性の放電が起こると、それが自然に発生したものであっても、電極によって誘発されたものであっても、間脳に二次的なてんかん性放電が起こり、小発作の場合とよく似た自動症の発作が現われることを明らかにした（㉕）。

第十一章　脳幹の統合・調整機構

前の章で述べたように、人間の脳には、意識の維持に不可欠な働きを営む仕組みと、運動を自動的に調節する仕組みがあって、脳幹における一つの統合機構を成している。これら二つの仕組みの協同作用によって、外界から入ってくる感覚情報が利用され、意味のある運動が行なわれるようになるのである。この統合機構は大脳皮質全体と間脳（上部脳幹）を機能的に結びつけており、感覚情報はここへ集まり、思考や行動はここの働きを介して表現される。

それにしても、心に直結した仕組みと、運動を自動的に制御する仕組みとでは、てんかん性の放電におかされた時の症状になんと大きな相違のあることだろう！　心に直結した仕組みにてんかん性の放電が起こると、大脳皮質の言語野がおかされた場合と同じように、沈黙がもたらされるだけである。そして機能が完全に妨げられてしまう。ところが、運動を自動的に制御する仕組みにてんかん性の放電が起こると、陽性の反応が現われる。すなわち、大脳皮質の運動野が急に異常な活動状態に陥る。その結果は恐るべきものである。患者は身体を硬直させて床に倒れ、震え、叫び声をあげ、よだれを流し、糞尿の失禁を見る。全身の筋肉がけいれんし、意識不明となる。呼吸運動だけは、下部脳幹（延髄）にある反射中枢の支配を受けているので、難を免れる。こうした激しい発作のゆえに、古代ギリシア人はてんかんを神の呪いと考え、神聖な病気としておそれたのである。

てんかんは今なお多くの人々をおそう難病の一つであるが、幸いなことに、最近の薬物療法によって患者の多くは発作を免れ、正常で生産的な生活を送れるようになっている。そして、患者には常に恐るべき悲劇の仮面をもって迫るてんかんも、立ち止まってその謎に考えをめぐらす知恵のある医者の前では、時にその仮面を外して正体を見せることがある。てんかんは、はるかな昔にヒポクラテスを導いたのと同じように、現代に連なる彼の弟子達を導くことができるのである。

自動症の発作に見舞われているてんかん患者の行動は、心とそれに直結した仕組みの働きなしに脳がなしうることをはっきり示すと共に、正常な活動状態にある心が時々刻々果たしているはずの役割を明らかにしてくれる。すでに述べたように、何かをしようと考えている最中に自動症の発作に見舞われると、自動人間と化した患者は、その計画を驚くほど細部にわたって実行するのである。

第十二章　最高位の脳機構

てんかんの自動症について得た知識から、私達の脳が日常生活においてどのように働いているかを、かなりはっきり類推することができる。心は思考によって先のことを検討し、自動的な感覚―運動機構に短期の命令を出す。そして、この命令は心に直結した仕組みを通じてのみ伝えられる。それはちょうど専用のコンピュータにプログラムを入れるようなものである。コンピュータには外部からプログラムが与えられる。これと同じことは、私達の脳に内蔵されている生物コンピュータについても言えるのだ。何かをなそうとする意志は自動的な感覚―運動機構の外部、すなわち心に由来するのである。とすると、心はその独立した働きに使うエネルギーを供給されていなければならない。

自動的な感覚−運動機構の短期のプログラミングは、日常生活でいろいろと役立っているようだ。たとえば、私が朝モントリオール神経学研究所以外の場所へ行こうと思いながら車に乗り込む場合、私には前もってたどるべき道筋を決めなければならないことがわかっている。さもなければ、私が何かほかのことを考えている間に、脳の自動装置が私を研究所へ連れて行ってしまうだろう。

このように何分か前に命令を出せるのなら、ほんの一瞬前にも心は命令を出しているに違いないと考えられる。私は、心が命令を出し、心に直結した仕組みがそのメッセージをほかへ伝えて、実行に移させると考えている。かつてヒポクラテスが言ったように、「脳は意識にとって外界との仲立ちをつとめる器官」なのである。より正確には、最高位の脳機構が、脳のほかの仕組みと心との間の「メッセージ伝達器官」の役目を果たしている、と言うことができよう。

再三述べてきたように、人間の脳には中心的な役割を果たす二つの仕組みがあって、それぞれ異なった機能を営んでいる。その一つは心を目覚めさせ、心が活動状態にある間は常に直接心のために働く。一元論とか二元論とかにかかわりなく、この仕組みは意識の維持に不可欠である。また、心のメッセージはこの仕組みを介して自動的な感覚−運動機構へ伝えられ、そこで神経作用の統合が行なわれるので、この仕組みは言わばコンピュータを直接管理する位置にある。こうした働きは、ジョン・ヒューリングス・ジャクソンが脳における機能のレベルについて用いた「最高位」という言葉を思い起こさせる（③④）。この最高位の脳機構、すなわち心に直結した仕組みが実際に機能上の一単位を成していることは、その回路の一部を成す灰白質に起こったてんかん性の放電によって、固有の働きが選択的に妨げられるという事実が証明している。この仕組みを担う灰白質がてんかん性の放電によって機能を失うと、患者は意識不明となり、それと共に、目的を持った計画的な行動は見られなくなる。すなわち、心の活動はこの仕組みの正常な働きに依存しているのである。

最高位の脳機構が機能を失った時に現われる自動人間には、まったく新しい決定を行なうことはできない。また新しい記憶の記録を作ることもできず、人間の説明し難い属性であるユーモア感覚も欠いている。日没の美しさに感動することもなければ、満足や幸福や愛や哀れみを感じることもない。こうしたことはすべて心の働きに属するのだ。自動人間は、脳のコンピュータに収められた生得の、また生後身につけた、反射と技能を利用しているだけなのである。もっとも、ときに二、三分の間意志の代わりをつとめる計画を持つことはある。いずれにせよ、人間の脳に組み込まれた自動的な感覚―運動機構は、あらゆる生物コンピュータのなかで最も驚くべきものであろう。

こうした自動人間の行動や、過去の経験のフラッシュバック現象（第六章参照）は、脳の反射的な統合・調整作用の複雑さと見事さをはっきり教えてくれる。心の本体はさておき、人間の脳において、自動的なコンピュータ装置と心に直接かかわる仕組みが、互いに作用を及ぼし合いながらそれぞれ独自の機能を営んでいることは確かなのだ。

しかし、心の働きをこれら脳の仕組みだけで説明できるだろうか？　結局は反射的な働きがすべてなのだろうか？　長年にわたる人間の脳の研究の結果から私の答は、「ノー」である。心は、その活動を最高位の脳機構に依存してはいるが、独自のエネルギーを有する。それは神経線維を伝わる電気的なエネルギーとは異なった形のエネルギーである。

第十三章　意識の流れ

ウィリアム・ジェームズ*（William James）〔アメリカの哲学者心理学者。一八四二〜一九一〇〕が心について試みた考察は、どちらかというと心理学的あるいは哲学的なもので、神経生理学に基づいたものではなかった。彼は、「意識の流れは、私達が目覚めている間途切れることなく流れ行く一本の川である」と言っているが、この比喩には注釈をつけた方がいいかもしれない。実際の川は岸にいる人間によって流れを変えられることはないが、意識の流れは思考や理性や好奇心などによって方向を変えたり、内容がすっかり変わってしまったりするのである。つまり、私達の身内深く隠されたこの生ある流れは、岸辺の観察者の命令にしたがうのだ。人生の終わりに私達のすべてを待ち受けているあのもうろうとした大海に向かって、無情に流れ続ける一本の流れには違いない。

しかし、実際の川との類似点はそこまでである。

意識の流れの内容は第六章で述べたように脳の中に記録される。この場合、岸辺の人間（すなわち心）が注意を向けた事物はすべて記録されるが、彼が無視したものは記録されない。彼が考えたことは、彼が受け入れた感覚情報と一緒に記録される。こうして、恐怖とかいろいろな解釈とかが、脳にある驚くべき仕組みによって記録されるのである。

見守りながら同時に命令を出すのは心であって、脳ではない。それでは、心は独自の記憶を有するだろうか？　その科学的な証拠はないという理由では、答はノーである。そうした記憶があるとすれば、まったく思いもよらない別種の記憶が存在することになる。心は、最高位の脳機構を通じて一瞬のうちに記憶の記録ファイルを開くことができるのだから、実際上はほかの記憶を必要としないのだが。**

＊　私は、プリンストン大学の学生として哲学を専攻していた頃、ウィリアム・ジェームズの「心理学原理」(5)を読んで強い感銘を受けた。これがきっかけで、私は人間の脳と心に強い興味を抱くようになったのである。

＊＊　最高位の脳機構が働きを止めている間も、心は別個に何らかの意識を保っているとすれば、心が独自の記憶機構を使うことはありうる。しかし、そうした心の記憶の痕跡は、従来考えられてきた記憶の痕跡とはまったく別種のものでなければならない。精神的な経験によって肉体に残された永続的な痕跡の代わりに、神経の作用によって「精神構造」に残された永続的な痕跡を考えなければならないのだ！

幽霊となってハムレットの前に現われた先王は、息子と会話を交すのにそうした記憶を必要としたはずである。しかし、シェークスピアの才気あふれる心を父として、彼の驚くべき頭脳の中で生まれたこの劇的な会見を、科学的に説明しようと考える神経生理学者が一人もいないことは確かである。

第十四章　患者の証言に基づく推論

私は前の章まで、内観〔自分自身の精神状態やその動きを内面的に観察すること〕に基づく証拠には触れずに、もっぱらてんかん発作に関する長年の研究で得た神経生理学上の証拠に頼って、脳と心の関係を論じてきた。客観的であるためには、科学者はあまり自身の内観に頼ってはならない。しかし、ここであるきわめて聡明な患者が、脳を「修理」されている最中に行なった証言を取り上げて、読者に別の観点から問題を見る機会を与えたいと思う。この患者C・Hの症例はすでに報告したものである。*

その手術の日、私は患者の左側の脳を局部麻酔下で広範囲に露出して、彼をてんかん発作から救うためにできるだけのことをしようとしていた。しかし、発作の原因になっていると見られる異常放電の発生箇所は、側頭葉の言語野が占めていると推定される部分に危険なほど近かった。それで、私は回復不可能な失語症をひき起こすのを避けるために、言語野の位置を正確につきとめる仕事にとりかかった。言語野の働きが弱い電気刺激で妨げられることは、すでに述べた通りである。電極が大脳皮質に触れても、脳には感覚がないので患者にはわからない。何かしゃべろうとしたり、言葉を理解しようとしたりして、それができないとわかって、はじめて自分が電極による刺激で失語症に陥っていることに気づくのである。

助手の一人が、無菌スクリーン越しに患者に一連の絵を見せはじめた。患者C・Hは、絵に描かれた物の名前をすらすらと述べていった。私は言語野と推定される部分に電極を当てた。その後で蝶の絵が示された。患者はしばらくの間黙っていた。それから、いまいましそうに指をパチンと鳴らした。私が電極を離すと、彼はすぐにこう言った。「ああ、やっとしゃべれる。蝶ですよ。この言葉が思いつかなかったので、『蛾』という言葉を思い出そうとしていたんです」

言語機能が一時的に妨げられていた間も、彼が蝶の絵の意味をつかむことができたのは明らかである。彼はそれに対応する言葉を思いつこうと意識的に努力した。そして、どうしてそうできないのかはわからないまま、電気刺激による妨害効果の範囲から遠く離れた解釈野に再度の照会を行なって、蝶に最も近いと彼が考えた第二の概念を見つけ出した。そしてそれを言語機構に提示したのだが、またもや何の反応も得られなかったのに違いない。

患者C・Hのこの証言は、私にとってまさに驚くべきものだった。彼は二つの脳機構（解釈機構と言語機構）に交互に、自在に照会を行なっていたのである。彼はカードに注意を集中して、絵が示されるたびにその概念をつかんで名前を言い表わすという目的を自分に課していた。それぞれの絵は、まず意識の流れの中で入念に調べられて、何であるかが確かめられ、ついで言葉で表わされ、記録された。彼は大脳皮質の、生まれた時にはまだ機能がはっきり定まっていない部分を使っていた。最高位の脳機構が、心の決定にしたがって、以前に形成された条件反射に次々と頼りながら、こうした処理を行なうことは明らかである。私が言語機能を麻痺させると、彼は混乱し、ついでどうすべきかを決めた。そして「蝶」の概念を検討し直し、これに最も近い概念を遠く離れた非言語的な概念の貯蔵庫から呼び起こした。こうして「蛾」という概念が選び出され、意識の流れの中に提示されて、心がそれを承認すると、最高位の脳機構がこの非言語的な概念を言語機構へ伝えた。しかし、彼の期待を裏切って、この概念に対応する言葉は意識の流れの中に提示されなかった。彼は沈黙を続けた後で、いまいましい気持を表わすために指をパチンと鳴らした。これは言語野の働きを必要としない行為だった。そして私が電極を言語野から離すと、彼は自分の考えにぴったりの言葉を使いながら、ほっとした気持で、経験したことをすべて説明した。この時には、彼は言語機構からそこへ伝えた概念に対応する言葉を受け取っていたのである。ここでいう「彼」は、「心」と言い換えても良いだろう。その働きは自動的なものではない。

こうした経過を心に思い浮かべてみると、次のような合理的で筋道の立った仮説を組み立てることができる。患者は、私がそうするように求めたので、カードの絵に注意を向け、最高位の脳機構を通じて絵に示された物の名前を言うというプログラムを脳に課した。この決定は心によって下されたとしか考えようがない。最高位の脳機構で神経作用が始まった。ここは心と脳、すなわち精神と肉体の出会う場所であり、心の命令はここを経て脳へ伝えられる。また、心は意識の流れの内容を決定する神経作用の意味を知っているのであるから、ここは脳から心への連絡の場所でもある。神経作用自体は、実際のコンピュータと同じように、自動的に営まれる。

最高位の脳機構（心に直結した仕組み）は、心の働きにしたがって、脳の他の仕組みへメッセージを伝える。このメッセージは、特定の意味を持つパターンに整えられた神経インパルスの形をとると考えられる。こうした神経インパルスが特定の標的灰白質へ伝えられて、たとえば視線を問題になっているものへ向けさせるのである。見たものを解釈したり、ある意味を表わす言葉を選んだりする脳の働きも、この仕組みから出る神経インパルスの指示によって行なわれる。

こうした働きが営まれる一方で、当面の問題に関係のある情報が選択されて、意識の中へ送り込まれる。この働きを担う仕組みは、無関係な情報が意識の中へ流れ込むのを抑制するので、そうした情報が意識に上ることはない。したがって、患者C・Hが絵を示された時、何が彼の注意の範囲内から除外されたかを推定できるのである。

以上述べてきたことはむろん仮説である。自動的な反射機構が多くのことをなしうるのは明らかだ。しかし心の働きはそれとは別のものなのだ。私の知る限り、心の働きはいかなる神経機構によっても説明できないのである。

* *Modern Perspectives in World Psychiatry*, John G. Howells, ed. Vol. 2, p. 340. Oliver & Boyd, Edinburgh, 1968.

第十五章　意識の重複

電極による解釈野の刺激で過去の経験が再現される場合、患者の意識にどのような変化が起こるかを考えていただきたい。意識の流れが彼にとって急に二重になるのだ。彼は手術室の中で起こっていることと一緒に、過去の経験の「フラッシュバック」を意識する。そして両方の意識の流れの意味を医師と論じることができるのである。

このように意識の状態を超然として客観的に観察しているからには、患者の心は神経の反射的な働きから遠く離れた存在でなければならない。ここで注目していただきたいのは、一方は環境からの感覚情報によって、他方は大脳皮質への電気刺激によって動かされている二つの意識の流れが共存しているという点である。意識の状態に混乱が見られないという事実は、意識の内容は大部分神経の働きに依存しているが、意識そのものはそうでないことを示している。

ある南アフリカ人の患者は、手術台の上で電極を用いた検査を受けているうちに、自分は故郷の農園で従妹と一緒に笑っている、と驚きの叫び声を上げた。この間、彼は自分がモントリオールにある手術室の中にいることを、完全に意識していた。これは私の考えを証拠立てる一例である。彼の心は、彼の言葉に耳を傾けながら、なんとかして理解しようと努めていた医師の心と同じように、彼の反射的な神経作用から独立していたのだ。

もしそうでないとしたら、つまり、最高位の脳機構が自身の働きで心を作り出しているとしたら、電極による刺激で再現された過去の意識の流れが、現在の意識の流れと一緒に提示されたとき、心は混乱状態に陥るはずである。

ところで、最高位の脳機構は、もはや軸索に沿って伝えられる必要のないように形を変えたエネルギーを心に供給しているのだろうか？　こんな疑問を持ち出すと、あるいは物理学者の失笑を買うかもしれない。しかしこれは私の年来の疑問であり、どうしてもこの問いを発せずにはいられない。

第十六章　脳はコンピュータ、心はプログラマー

ここで脳と心の本質に関する仮説をしばらく離れて、私達の人生の始まりについて考えてみよう。

赤ん坊は活動準備の整った神経系を持ってこの世に生まれてくる。彼（あるいは彼女）はすでに生まれつきの反射機能を備えている。産声を上げ、乳首を探し、乳を吸って飲み下し、体内で一連の複雑な消化作用をはじめるのは、すべてこの生まれつきの反射（無条件反射）のなせるわざである。

赤ん坊――この驚異の中の驚異――を観察していると、生後一か月もたたないうちに、彼が自分の興味をひくことに頑固に注意を向けて、そのほかのことをすべて無視するのに気づく。

乳が飲みたいとか、おむつが濡れて不快だとかいう気持さえ無視するのだ。彼がすでに、注意を集中し、好奇や興味の気持を抱きうる「心」を持っていることは明らかである。数か月たつと、彼は花とか犬とか蝶などの概念を識別するようになる。そして母親の話す言葉に注意を向けるようになると、彼は側頭葉の機能がまだ定まっていない部分を、言語機能のためにプログラムするので忙しくなる。こうして作られる言語野は、右利きならば左の大脳半球にあるのがふつうである。一方、人間が新しく獲得した側頭葉の残りの部分は、大半が「非言語的」な概念の識別に関係する解釈野としてプログラムされていく*。

こうしたプログラミングを行ないながら、正常で健康な子供は旺盛な好奇心に駆られて周囲の物事に注意を向け、いろいろと探究する。そして彼の注意のスポットライトに照らし出された事物は、すべて脳の中に記録される。その一部は後に「思い出される」が、大半は自動的な仕組みによって呼び起こされて利用される。この場合、まず注意の中心に置かれたものでなければ、記録されないと考えられる。

彼は見聞きする事物から選びながら、形づくりつつあるいろいろな概念を補足したり、変えたりしていく。最初に注意を向けた犬が黄色で毛が短く、次の犬が黒で毛が長かったら、それに応じて犬の概念を補足・変更するのである。

言語機能の始まりは赤ん坊にとって重大な意味を持つ。まず彼は言葉を耳にして、正しい発音にはほど遠いながらも、それをまねて口にする。このまねをするという点ではオウムも同じだが、人間の子供はすぐに次の段階へ進む。犬を見て言葉で言い表わす場合を例にとってみよう。まず犬の像が意識の流れの中に現われる。すると最高位の脳機構が、特定のパターンを持った神経インパルスのメッセージを、非言語的な概念をつかさどる脳の仕組みへ伝える。過去の記録が調べられ、同様の外観につながる概念が呼び起こされる。心はこうして意識の流れの中に現われた二つの像を比較し、類似点を見出す。前に見たことがあるという感じが生じる。こうしたものがまだすべて意識の流れの中にあるうちに、現在の経験によって修飾された既知の概念を担う別のメッセージが形作られる。このメッセージが特有のパターンを持つ神経インパルスとして言語機構へ伝えられると、「犬」という言葉が一瞬のうちに彼の意識に閃く。

ついで彼は行動に移る。メッセージが運動野の言語発音をつかさどる部分へ伝えられる。彼は「犬」と大声で言う——そして、たぶん得意気にニッコリすることだろう。** ここまでの過程のうち、自動的になっていない部分は、心の指示を受けた最高位の脳機構の働きだと私は考える。ここで指摘しておきたいのは、自動的に営まれるようになる学習された反応は、どれも最初は意識的な注意の集中が行なわれるなかで、心の理解にしたがって営まれたものなのだ、ということである。

＊　こうしたプログラミングは、知覚されたものが分類されるようになったり、注意が言葉に向けられるようになると、ただちに開始されるに違いない。言語野のプログラミングが幼小児期に進行することは、次の事実によって明らかである。すなわち、この時期に側頭葉の言語野の部分が事故で完全に破壊されても、失語症が一年以上続くことはない。一年ほどたつと患児は再びしゃべりはじめ、やがて正常な言語能力を示すようになる。これは、反対側の側頭葉に新しい言語野が形成されたためである。十二歳を過ぎてから言語野が破壊されると、回復不能の失語症が起こる。

＊＊　私がいかに下手にしか文章を書けないとしても、それは実際にはすばらしい能力なのだ！　どんな犬も言語を使うことはできないし、オウムにしても同じである。これは、おそらく、生まれたときに機能の面で空白のまま残されている大脳皮質が、きわめて少ししかないためであろう。人間も赤ん坊の頃は子犬とさして変わりない生物に見える。生後六か月頃までは、子犬の方が学習ゲームで勝っているようにさえ見える。しかしそれ以後、両者の相違は決定的となるのである。

第十七章　脳のコンピュータは何をなしうるか

脳は新たに獲得された自動的な仕組みの働く、一種のコンピュータである。すべてコンピュータは外部の何者かによってプログラムを与えられ、操作されて、はじめて役に立つ。私達がある事物に注意を向ける場合を考えてみよう。この決定は、脳とは別個に存在する心の働きだと私は考える。これに対して脳は次のように反応するに違いない。まず、最高位の脳機構（心に直結した仕組み）が、ただちに心の命令を実行に移すためのメッセージを脳の他の仕組みへ伝える。これによって、自動的な感覚―運動機構（コンピュータ）は、心が当面注意を向けている問題に無関係な情報が流れ込むのを妨げるように働くと同時に、関連のあるデータが意識の流れの中へ入っていくようにする。こうして、周囲の光景や物音が、前に見聞きしたことがあるとか、危険だとかいう即座の解釈を伴って意識の流れの中に現われたり、関連のある記憶が過去の経験の記録の中から自動的に呼び起こされたりするのである。＊

この自動的な感覚－運動機構は、私達が成長していくにつれて、多くの目的を反射的に遂行するようになる。このコンピュータは、脳にある多くの半ば独立した仕組み――たとえば読んだり、話したり、細かい手先の仕事をしたりする機能を担う仕組み――の働きを調整する。そして、時がたつと共に、私達の行動はますます多くの部分がこのコンピュータにまかせられるようになる。意識的な注意の集中のなかで身につけられた技能は、すぐに自動的なものになり、意識によって指図されている場合よりも上手に行なわれるようにさえなる。

意識的な注意を何に向けるかの決定が心によってなされるということは、脳にあるすべての仕組みのプログラミングを指示する存在が心だということを意味する。心はすなわちその人の人格である。彼は常に専用のコンピュータに頼りながら人生を歩んでいく。そして絶えず変わる目的と関心に合わせて、このコンピュータにプログラムを入れ続けるのである。

＊　こうした意識の流れに入っていく外部からの情報の選択が、自動的な感覚－運動機構の働きであることは、最高位の脳機構が選択的に機能を失って、問題のコンピュータが完全に機能を保っている、てんかんの自

動症を観察するとわかる。この場合、少なくとも発作が起こる直前にコンピュータにプログラムが入れられていた目的に関する限り、適切な情報の選択が行なわれるのである。こうして、自動人間と化した患者は、まるで見聞きするものすべてを意識しているかのように、人込みを通り抜けて家路をたどることができる。しかし彼は実際には何も意識しておらず、したがって記憶も残らない。警官に話しかけられても、夢遊病者の印象を与えるだけである。

第十八章　まとめ

人間は心と、脳と、身体から成る。そして人間はなんと多くをなしうることか！　宇宙を理解し、他の人間のために身を捧げ、計画的な研究を行ない、幸福を感じ、絶望を味わうことができるのだ。ついには自分自身を理解することさえできるかもしれないのである。人間を構成する要素は互いに切り離し難い関係にある。心と脳が通常は一つの単位として機能を営むことは確かである。

神経生理学者が、まず人間のすることを神経系の働きによってのみ説明しようと努めるのは、当然のことである。しかしこの二足動物は跪いては神に祈り、立ち上がっては軍隊を指揮し、詩を作るかと思えば下水溝を掘り、夕日の美しさに感動するかと思えば、この世の馬鹿らしさを笑うのである。私は一九五〇年にジョンズ・ホプキンズ大学で行なったセイヤー記念講演の末尾で、心は肉体とは別個の存在かもしれないと述べたが、今ではそう考える方が合理的だという気持をいっそう強くしている。この講演に居合わせたある科学記者は、私の言葉をまるでそれが結論であるかのように報道した。私は当時そこまでは考えていなかったし、今でも結論的に述べることにはためらいを覚える。しかし、ちょっと私と一緒にまわりの世界を眺めていただきたい。

行動に基づいて判断を下すとすれば、心を有する生物が人間だけでないことは明らかである。蛾（その神経系は高度に複雑な構造を持つ）でさえ、ビーバーや犬やチンパンジーと同じように、その行動は意識や個体に特有な目的の存在を示している。この場合にも脳が意識を支えていると考えてよいだろう。これらの生物では、記憶は人間と同じように脳の働きである。人間を含む動物について言うと、まず種族的な記憶とも言うべきものがある。ついで、条件反射の形で新たに形成される記憶がある。人間の場合には、いろいろな技能や、言葉の記憶や、非言語的な概念の記憶がこうした条件反射によって保たれる。そして、少なくとも人間では、第三の重要な記憶がある。それは経験の記憶であり、これによって過去の意識の流れがさまざまな鮮明度で思い出される。この形の記憶をつかさどるのが大脳皮質の「解釈野」であり、言語機能をつかさどる「言語野」と共に、人間の側頭葉に進化論的に新しく出現した部分を占めている。

ここで今まで述べてきたことをまとめた方が良いだろう。意識を支える仕組みを解明するためには、上部脳幹の神経機構がもっと明らかにされるまで待たなければならない、と私が気づいたのは、今から三十年以上も前の一九三八年のことだった。当時すでに、上部脳幹の灰白質が、意識に伴う脳の神経統合作用の担い手であることは明らかだった。それ以来、電気刺激に対する反応やてんかん発作の研究によって、脳には独自の統合的な働きを営む仕組みが三つ存在することが明らかになってきた。いずれも中心的な役割を果たす灰白質(神経細胞の集団)は上部脳幹に位置し、これが電気刺激やてんかんの病的な放電によって、選択的に活動化されたり、機能を失ったりするのである。

(a)最高位の脳機構

直接心の働きに応じた神経作用を営む仕組みで(図7参照)、この仕組みが一つの機能単位を成していることは、次の事実によって明らかである。すなわち、上部脳幹の一定の部分が損傷を被ると、必ず意識の喪失が起こる。また、ある種のてんかん性の放電は、この部分の灰白質を選択的におかして機能を失わせ、意識の喪失をひき起こす(自動症)が、近くに位置する自動的な感覚−運動機構の機能を妨げることはない。

(b)自動的な感覚−運動機構

あらかじめ心によって与えられたプログラムに沿って、感覚−運動作用を調整する仕組み（図8参照）。生物コンピュータとも言うべきもので、最高位の脳機構が機能を止めても自動的に働き続ける。この仕組みを担う上部脳幹の灰白質にてんかん性の放電が起こると、大脳皮質の運動野が異常に活動化されて、全身性のけいれん発作が起こる。

(c)経験の記録機構

この機構は、電極による刺激で示されたように、意識の流れを記録し、必要に応じて再生する働きを担っている（図9参照）。

すでに述べたように、これら三つの仕組みは、正常な意識を支える脳幹の統合・調整作用において、それぞれ独自の役割を果たしている。そして、最高位の脳機構（心に直結した仕組み）が何らかの原因で機能を失うと、この脳幹の統合作用は停止してしまう（図7参照）。自動的な

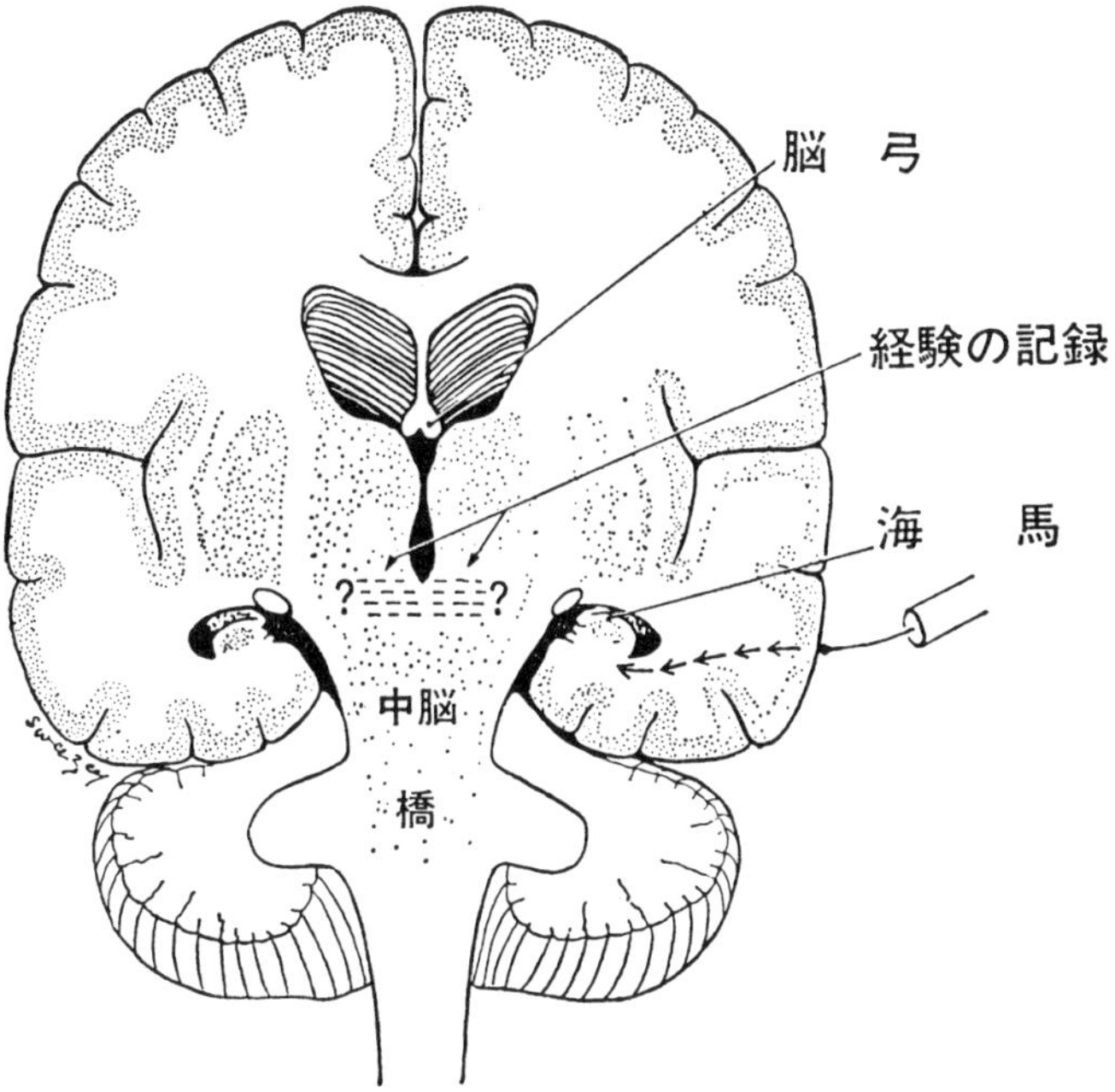

図9　意識的な経験の記録とその再生

電極を用いて大脳皮質の解釈野に刺激を加えると，ある機能回路が活動化されて，過去の経験が思い出される（経験反応）。この回路はまだ十分に明らかにされていないが，海馬と脳弓を含むことは間違いなさそうだ*。（エリノア・スウィージィ画）

感覚－運動機構（b）と最高位の脳機構（a）の中心となる灰白質の位置が、それぞれ図7と図8に別々に示されているが、これは、両者が別個に機能を営みうることと、解剖学上の正確な位置関係がまだわかっていないためである。

電極による刺激が意識にどのような効果を及ぼすかを証言してくれた患者達のおかげで、これらの仕組みがどんなデータを心に提示して、脳に記録させるか、また、どんなデータが流れ込むのを抑制するかを、はっきり結論することができる。記憶の痕跡は神経作用の間に作られるわけだが、これは、意識的な注意によって、神経インパルスを特定のパターン（すなわち記憶の内容を担う情報を伝えるようなパターン）で伝えるように、シナプスの促通が起こると考えれば、説明がつくだろう。こうしてある特定の記憶の想起へ導く痕跡が作られるのである。学習効果の秘密もここにあると言えよう。この仕組みは条件反射に基づく記憶の成立にも、経験の記憶の成立にも同じように有効である。

とすれば、意識の流れの記録は、海馬回（大脳半球内側面の下方にあるしわ。図6参照。海馬とも言う）のように左右別々にあって対をなしている器官ではなく、最高位の脳機構に保存されていると考えるのが妥当である。左右の海馬は記録を調べて記憶を呼び起こす仕組みの一部なのだ。したがって、左右の海馬には意識の流れの記録を利用するための「鍵」が隠されているに違いない(㉗)。

＊電気刺激による神経興奮の伝導経路は、一列に並んだ矢印で示してある。この興奮は白質を通って直接上部脳幹へ伝わる可能性もあるし、まず海馬へ伝わって、そこから脳弓に沿って脳幹へ伝わる可能性もある。海馬が、解釈野と共に、経験の記録を調べて記憶を呼び起こす働きに重要な役割を演じていることは確かである。一方の海馬が失われても、記憶にはほとんど影響しない。しかし、海馬が両方とも失われると、過去の経験を思い出す能力が随意的なものも自動的なものも失われてしまう。単純な両側海馬欠損の症例では、言語や技能や非言語的な概念の記憶は保たれている(㉗)。

第十九章　脳と心の関係――ある劇的な実例より

最高位の脳機構が正常な働きを保っている限り、隣接する脳の各部が何らかの異常な作用によって機能を失っても、意識は存在しうる。一九六二年、私はある患者を劇的な状況の下で診察するために、モスクワへ呼び寄せられた。そして、随意運動の機能が完全に、あるいはほとんど完全に失われ、意識の流れを永続的に記録する機能も失われてしまっている状態でも、意識的な理解は行なわれうることを実例をもって教えられた。

その患者はかの天才的な物理学者、レフ・ランダウ（Lev Landau）〔ソ連の理論物理学者。一九〇八～一九六八。一九六二年にノーベル賞を受賞〕である。彼は自動車事故で頭部に負傷した後、六週間にわたって完全な昏睡状態を続け、強力な看護によって辛うじて生命をとりとめていた。最初の診断で、私は彼が完全な意識不明の状態にあるという意見に同意した。そして診断を目的とした小手術（脳室写）をすすめた。患者は手足が麻痺し、眼は開いていたが明らかに何も見ていなかった。翌朝、私は二度目の診察をするために彼の病室へ入っていったが、このときには彼の妻が一緒だった。彼女は私の先に立ち、ベッドの傍らに腰を下ろして、夫に話しかけた。彼女は、私がソ連の医師団に脳の手術をすすめたことを話していた。私は彼女の頭越しに見守りながら黙って立っていたが、患者にはっとするような変化が起こったことに気づいた。患者は前の晩と同じように身じろぎもせずに横たわっていた。しかし、前の晩にはてんでに勝手な方を向いていた両の眼が、今はきちんと焦点を合わせているのだ。彼は妻の方を見ているようだった。妻の話を聞き、妻の顔を見、妻の言葉を理解しているらしいのだ！　これをどう説明すればいいのか？　彼女は話を終えて口をつぐんだ。すると患者は眼を上げ、私の方に正常とまったく変わりなく焦点を合わせた。私は頭を左右に動かしてみた。患者の眼は間違いなくそれを追って動いた。それからまた別々に勝手な方を向いてしまい、患者は前の晩と同じような意識不明の状態にもどった。

ランダウが意識を取りもどしていたことは明らかだった。彼は見、聞き、言葉を理解することはできたが、しゃべることはできなかった。そして、身体を動かすことはできなかったが、短時間の間眼を動かして焦点を合わせることはできたのである。ここで、彼はしばらくの間妻に会っていなかったことを断わっておくべきであろう。彼女がモスクワの病院へ呼び寄せられることになったのは、私の話で脳手術を行なう可能性が出てきたためだった。その朝、彼女は事故以来はじめて夫の顔を見たのである。

この患者に何が起こったかを考えるのは胸の躍る経験だった。彼は妻との面会によって目を覚ました。そして彼女の言葉を理解したに違いないのだ。上部脳幹の上に位置する大脳半球が、言語野や視覚野や聴覚野を含めて損傷を被っていないことは明らかである。そして上部脳幹と大脳皮質の間では自由に信号がやりとりされていたが、下部脳幹や脊髄にある末梢運動神経の核〔中枢神経にある神経細胞体の集団を指す言葉〕へ向かう信号は、中脳の出血部のレベルですべて遮断されてしまっていた。そして、あらゆる末梢運動神経の核の中で最も上位にある動眼神経核（上部脳幹にある）だけは信号を末梢（すなわち眼の筋肉）へ伝えることができたのである。彼はほかにもいろいろな信号を末梢の筋肉へ伝えようとしたに違いない。彼の妻は魅力的な美しい婦人だった。彼の心は、おそらく、手を彼女の方へ差し伸べさせるための信号を送り出したことだろう。しかし、それは手の筋肉へは伝わらなかったのだ。

真実の究明はさておき、私は自分の観察したことをソ連の医師団に伝えた。そして私達は手術の必要はないと結論を下した。私は回復の最初の徴候を目にしたのだ。ランダウは、それまで手厚い看護を受けていた病院から、ただちにB・G・エゴロフ（B. G. Egorov）教授のいるモスクワ神経外科研究所へ移された。すぐに物理療法がはじめられた。そして、後で聞いた話では、彼はその日以来ゆっくりとではあるが着実に快方へ向かったという。*

ランダウが事故に倒れてから六週間の間、彼の学者仲間（ほとんどは彼の弟子）は、看護婦や医師に交《ま》じって、患者の呼吸を維持し、回復への希望をつなぐための勇気ある闘いに参加した。彼はすでに物理学への貢献によってレーニン賞を授けられていたが、この事故で被った脳障害からの回復期にノーベル賞も受賞した。彼は妻と共にこの受賞を喜び、彼のために特別に行なわれた受賞式でも二人は一緒だった。

私は九か月後に再びランダウに会った。中国の大学病院を訪れた帰り途のことだった。彼はすでに回復期の患者を扱う病院へ移されていた。神経学者のプロッパー・グラチェンコフ教授（Propper Graschenkov）が、ランダウの弟子でもあり共同研究者でもあるリフシッツ教授（Evgeny Lifshitz）と連れ立って、私を病室へ案内してくれた。リフシッツはランダウとレーニン賞を分け合った天才的な物理学者である。ここで数日後に書いた私の日記から少し引用してみよう。

「ランダウは真新しいワイシャツを着てベッドに起き上がり、私の方を気づかわしげに見ていた。立派な顔立の男で、すばらしい頭の形をしていた。理解力はもどっている様子だった。しかし混乱して扱いにくくなっており、数か月前に、自分の状態を悲観した余り、リフシッツに毒薬を持ってくるように頼んだという話もなるほどとうなずけた」ランダウは流暢な英語をあやつって熱心に話をした。「私がランダウに、レーニン賞を受けたことがあるか、とたずねると、彼は、ある、と答えたが、それがいつのことかは答えられなかった。また、その賞を誰かと分かち合ったか、とたずねると、まわりを見回してリフシッツの姿に目をとめ、微笑しながら彼の方を指して言った。『彼と一緒だったと思います』この二人は無二の親友だった。「リフシッツは彼の最も近しい友人と指導者を一度に失ったように思っている」

最終的な診断は、頭部の負傷によってひき起こされた上部脳幹の伝導路（白質）における小出血、と下された。この出血は事故から六週間たつうちに徐々に脳の循環系から吸収されてゆき、最後には脳幹における神経インパルスの伝導機能が回復した。ただ、最近のことを思い出すのが困難な状態は残り、これが彼を混乱させるもとになったのである。

彼の意識が正確にいつもどったのかは、むろん推測の域を出ない。自分に意識があることは、何らかの運動機能が回復されて、はじめて外に示すことができる。彼の場合、眼の運動機能が真先にもどったことは明らかだった。二度目の診察のとき、私は、ランダウが彼に話しかける妻の方を注視し、その後で私の方へ物問いたげな視線を投げかけたのを見て、彼の心には妻の話の内容がすべてはっきり保持されていると結論した。彼は妻がたった今話したことを始めから終わりまで覚えていたのだ。このためには、心は経験の永続的な記録と想起に必要な脳機構を必要としない。意識の流れを支える最高位の脳機構が正常に働いていさえすればいいのである。

私が九か月後にランダウに再会したとき、彼は私を覚えていなかったし、モスクワ神経学研究所に移されてから数か月を経るまでの間に起こったことを、まったく思い出せなかった。過去の経験を調べて呼び起こす働きは、少くとも片方の側の側頭葉の海馬が不可欠の役割を演じていると考えられる仕組み（図9参照）によってのみ営まれる。そしてこの仕組みによって経験が呼び起こされるのは、この仕組みが正常に働いていて、海馬を通じて意識の流れと連絡を保ちえた時期に限られるのである(27)。

その後聞いた話では、ランダウは翌年も順調に快方へ向かい、大学受験を控えた息子の勉強を手伝えるまでになったという。このアインシュタインにも匹敵する数学の天才は広く世人の注目を集めるようになり、ソ連は国をあげて彼の回復を喜んだ。しかしランダウはまたふさぎこむようになった。おそらく、自分の脳が以前のようには働かなくなっていることに気づいたのであろう。

私がこの症例を詳しく取り上げたのは、これが、ほかの多くの例と同じように、意識の存在下で正常な働きを営みうる脳の仕組みが最高位の脳機構を通じて活動化され、利用される様子をはっきり示しているからである。さらにこの症例は、注意が集中され、意識の流れを支える仕組み（最高位の脳機構）が働き続けている間に心に提示されるデータが、心によって一時的に保持されることを示している。しかし心は経験を永続的な記憶として保持することはできない。それはそうした記憶をつかさどる特別な脳機構の働きなのである。ランダウの場合のように、負傷によって一部の脳の機能が麻痺した例では、脳のいろいろな働きがどのように調整され、統合されるかに関する知識が試される。そして、これら偶発的な症例の研究によって、脳の働きをよりはっきり理解する道が開かれるのである。人体生理学の発展はこうした偶然の機会を待たなければならない。

ジョン・ヒューリングス・ジャクソンは、一八七二年のハンター記念講演の中でこう言っている。「病気による神経系への実験の結果を目撃するのは医師だけであり、彼らは心の生理学に関連する事実を今後ますます多く手中にすると期待される」彼は「心の生理学」と思い切った表現を用いているが、これは、心は脳の働きで説明される——あるいはいつか説明されるだろう——と考えたからに違いない。それ以来、神経科医による麻痺患者やてんかん患者の観察、神経外科医による脳の部分的な切除や電気刺激、電気生理学者による脳波の記録や実験を通じて、一世紀の余も研究が積み重ねられてきた。今や問題を問い直すべき時期にあることは確かである。はたして、心は脳の働きに帰するのだろうか？

＊　この話はある科学記者によって一般読者向けの興味深い本にまとめられた。次に書名を記しておく。*The Man They Would Not Let Die*, by Alexander Dorozinski, Macmillan, New York, 1965.

第二十章　人間——二元論的な解釈

シェリントンは次のように結論している。「人間は二つの基本的な要素から成るという説が、一つの要素から成るという説と比べて真実性が少ないとは思えない」

神経生理学者なら誰しもが、心の働きを脳の仕組みで説明しようという意欲をかきたてられるに違いない。そして、この試みは哲学的あるいは宗教的な先入観にわずらわされることなく、自由な見地から行なわれなければならない。証明ずみの事実から合理的な仮説を組み立てて説明することができなければ、別の説明を考慮すべき時が来たのであり、私にとっては今がその時である。今までに得られた証拠を、一元論的な見方だけでなく、二元論的な見地からも検討すべき時が来たのである。

巨大な脳髄と、新しい大脳皮質と、自身の生物コンピュータをプログラムしうる能力を備えたわれわれ人類は、自然界の産物とはとうてい信じ難い生物である。しかし私達は現にここに存在している。驚くべきは、突然変異と生存の繰り返しによる遅々とした進化の過程から人類が生じたということよりも、そもそも、法則と計画と明らかな目的を持った宇宙が存在するということである。そして、適当な惑星にはじまった生命の創造は、時間が無制限に与えられるならば、人類とあまり変わらない最終産物を生じるのではないかと考えられるのだ。

私は次のことを確信している。すなわち、私達がついに人間を完全に理解したとき、心と心のエネルギーの本性は単純で容易に理解できるものであることがわかるだろう。もっとも、これは私が楽観論者であることを示しているに過ぎないのかもしれない。

チャールズ・シェリントンとその弟子は、「意識のない」動物の神経系における「生まれつきの反射」の統合的な作用を研究した。シェリントンは主に人間と実験動物の共有する神経機構について考察を行なった。この神経機構は反射的な起立や歩行、それに見、聞き、臭いをかいだものに対する反射的な反応をつかさどっている。シェリントンは大脳皮質に電気刺激を加えて特定の運動機構を活動化させ、「促通効果」の存在を示した。最初の刺激の後では、弱い刺激で同じ反応が起こるのである。ただし、この場合の促通効果は一時的なもので、数秒ないし数分しか続かない。

イワン・パヴロフ（Ivan Pavlov）とその弟子は「意識のある動物」について研究を行ない「条件反射」を記載した。すなわち、動物が期待によって経験に注意を払うようになった結果身につける反射機能を研究したのである。この反射は永続的なもので、そのパターンは大脳皮質とこれに隣接する上部脳幹の灰白質における永続的な促通によって保存される。技能や単純な反応行動の学習はこの反射によって営まれることが示され、人間にも同じことが当てはまると考えられた。すでに述べたように、こうした永続的な促通は、注意が集中されたときに起こると考えられる。

こうした研究の後を受けて、今度は「意識のある人間」についての研究で、いろいろな事実が明らかにされた。その中にはすでに述べたように意識的な経験の記録がある。この記録によって過去の経験の随意的および自動的な想起が可能となる。この場合、記録されるのは私達が注意を向けた事物だけで、注意を向けなかったものは記録されない。したがって、それだけでは何の記録も残されない脳の神経作用に、意識的な注意が何物かをつけ加えるとしか考えようがない。意識的な注意によって、神経インパルスを特定のパターンで伝える永続的な促通が起こるのだ。それは、際限のない神経連絡の迷路を通じて、後から通る信号のために道を開くようなものである。同じことは、言語技能の獲得や非言語的な概念の記録についても言える。そして、こうした永続的な促通は、意識的に注意が集中された場合にのみ起こるのである。

注意の集中に関する事前の決定が心の中で行なわれるとしたら、永続的な促通による痕跡を残すべきかどうかは心が決めることになる。この決定にしたがって脳の仕組みを活動させるのが最高位の脳機構なのである。この場合、永続的な促通による痕跡は、条件反射の機構と意識的な経験の記録に同時に加えられると考えられる。

さて、ここで疑問を提起しよう。心の働きを説明するような神経作用が脳に存在することを示す、何らかの証拠があるだろうか？

この疑問に答える前に、心が独自に営むと考えられる働きについてもう一度触れ、その後で、意識のある患者の大脳皮質を電気的に刺激して得た所見や、脳のいろいろな部分のてんかん性放電がどんな効果をもたらすかについて私達が得た知識を、簡単にまとめてみようと思う。それによって、心を説明する脳の仕組みがあるのかどうか、何らかの手がかりが得られるはずである。

(a) 心は何をするか

心は私達の注意を何かに集中させる。心は何が起こっているかを承知しており、理性を働かせ、新しい決定を下す。心は物事を理解する。そして、独白のエネルギーを有するかのように働き、脳のいろいろな仕組みを動員して、自身の下した決定を実行に移させる。これは心による神経機構の活動化であり、当然エネルギーの消費を伴うはずである。

(b) 患者は何を考えるか

私は意識のある患者の、たとえば運動野に電気刺激を加えて手を動かさせたとき、その運動をどう考えるか、とよく患者にたずねた。患者の答はいつも同じだった。「私が動かしたんじゃありません。先生がなさったんです」声を出させたときには、患者の答はこうである。「私が声を出したんじゃありません。先生が私から声を引き出したんです」また、私が解釈野を刺激して意識の流れの記録を再生させ、過去の経験を再現させると、患者は自分が過去と現在を同時に意識していることに気づいて、びっくりした。こうして再現された経験が、随意的に思い出される場合と比べてずっと鮮明であることも彼を驚かせた。彼は、どうしてかわからないが、この現象は医師のせいだとすぐに考えつく。しかし、それが細部にわたって自分が過去に経験したものであることを認めるのである。こうした「フラッシュバック」を詳しく調べてみると、すでに述べたように、永続的な記録が保存されるのは患者が注意を向けた事物に限られることがわかる。

(c) 電極による刺激は何をひき起こしうるのか

私は意識のある患者の脳を電極で刺激して得られる所見の重要性を早くから認識していたので、できるだけ正確で完全な記録をとってきた。それによると、大脳皮質への電気刺激は患者にいろいろな生《なま》の感覚をもたらしたり、頭や眼や手足の運動をひき起こしたりしたりする。声を上げさせたり、物を飲み下す動作をさせたりもする。また過去の経験の記憶を鮮やかに呼び起こしたり、現在経験していることはすでに経験したことがあるとか、見ている物がだんだん大きくなって近づいてくるとかいう錯覚をひき起こしたりする。しかし患者は混乱することなく、常に客観的な判断を加える。「前に見たような気がする」とは言っても、「前に見たことがある」とは言わない。何かが「近づいてくる」とは言っても、ぶつかっては大変と体を動かしたりはしない。電極による刺激で患者の右手が動いても、彼は「動かしたいと思った」とは言わない。その代わりに、左手を伸ばして右手の動くのを止めようとしたりするのである。

大脳皮質には電気刺激で患者に何かを信じさせたり、決心させたりする箇所はない。むろん、言語野のように陽性の反応を示さない部分もあるし、上部脳幹の灰白質には電極による探査の手は及ばない。しかしてんかん発作をひき起こす放電は、間脳から脊髄に至る部分も含めて、どこの（おそらく小脳を除く）灰白質にも起こりうる。放電のジャクソン型行進〔てんかん発作をひき起こす放電が隣接する灰白質へ次次と移行するもの〕は大脳皮質だけでなく間脳でも起こる⒀。

(d) てんかん発作は何を教えるか

私の知る限り、てんかん性の放電によっていわゆる「心の働き」をひき起こすような灰白質はない。一九五四年、私は共同研究者のハーバート・ジャスパーと共に、この問題を念頭に置いて、てんかん患者の臨床記録を検討してみた。そして、「強制された考え」におそわれたと見られなくもないものが、二例あるだけなのを知った＊。

これは、ことによるとそうかもしれない、という程度の所見だったので、私は、てんかんの放電にせよ電極による刺激にせよ、それが心を活動化しうるという確かな証拠はないと結論せざるを得なかった。

これは、よく考えてみると注目すべき事実である。意識の記録の再生は複雑な働きだが、電極による刺激やてんかん性の放電によって誘発されうる。また解釈上の錯覚も同じようにして誘発されうる。しかし、心の働きと考えられるものは、電気刺激やてんかん性放電によっては一つも誘発されない。もし脳に心の働きを担う仕組みがあるのなら、てんかん性の放電か電極による刺激に反応して、その存在をなるほどと思わせる形で示すはずではないか。もっとも、この推論が消極的な証拠の上に立っていることは認めなければならない。

ここで、明白な神経生理学上の証拠が、人間の本性にどのような光を投げかけるかを考えてみよう。人間がただ一つの基本要素から成るとすれば、脳の神経作用が心の働きをすべて説明しなければならない。意識を支える「不可欠の実体」は、第五章で述べたように上部脳幹にある。そして心の働きに対応した働きを営むと考えられるのが、第十二章で述べたように、最高位の脳機構である。この仕組みは睡眠中に働きを止め、覚醒時に働きを取りもどすので、心のスイッチを切ったり入れたりしているのかもしれない。そしてこのスイッチ操作は、脳から心へ向かうエネルギーの供給を止めたり再開することによって行なわれると説明することもできよう。しかし、最高位の脳機構にせよ、いかなる複雑な反射機構にせよ、それが心の働きをすべて受け持つと考えるのはまったくばかげている。

とすると、ほかにどんな説明が可能だろうか？　第二の基本要素と、別な形のエネルギーが存在すると考えるしかない。しかし、心と脳が二つの半ば独立した要素だとしても、心が最高位の脳機構を通じて脳に作用を及ぼすことに変わりはない。心はこの仕組みに働きかけるに違いないのである。と同時に、この仕組みから働きかけられてもいるに違いない。そして最高位の脳機構が正常に働いている時には、必ず心の存在を認めることができる。

二つの基本要素があるとすれば、エネルギーも二つの異なった形で使われるはずである。脳の神経作用を支えるエネルギーの本体はわかっている。それでは、神経機構のような回路を持たない心は、いったいどんなエネルギーを利用するのか？　神経細胞における化学作用で生じたエネルギーが、一方では脳の働きを、他方では心の働きをもたらすというようなことがありうるのだろうか？　電気は、生きた動物の神経を伝わる形で、その存在が初めて科学的に明らかにされた。物理学者の諸君は、感謝の念からだけでも、私達の疑問をまじめに取り上げてくれてもいいはずだ！

脳の働きは、それを支える神経作用がどこでどのように起こっているかを、科学的に推定することができる。だが心の働きの場合はそうはいかない。それでもなお、心は脳から独立して働きを営むと考えられるのである。それはちょうど、コンピュータのプログラマーが、特定の目的のためにどれほどコンピュータに依存していても、それからは独立して働くのと同じである。

今や私達は脳の中で形を成すいろいろな仕組みの働きを解明しつつある。これは、こうした仕組みでは説明のつかない心の働きについていろいろな仮説を立てて検討し、その中から最も合理的なものを選択すべき時が来ていることを意味する。

私自身は、心を脳の働きのみに基づいて説明しようと長年にわたって努めた後で、人間は二つの基本的な要素から成るという説明を受け入れる方が、素直ではるかに理解しやすいと考えるに至った。この場合、心の働きに必要なエネルギーは、私達が目覚めている間に最高位の脳機構を通じて心に供給されると考えることができる。

脳の神経作用によって心を説明するのは、絶対に不可能だと私には思える。また、私達の心は、一生を通じて連続した一つの要素であるかのように発達し、成熟する。さらに、コンピュータ（脳もその一種である）というものは、独自の理解力を有する外部の何者かによってプログラムを与えられ、操作されなければならない。以上の理由から、私は、人間は二つの基本要素から成るという説を選択せざるを得ないのである。これが、多くの確固とした科学者の求めている、最終的な解明へ至る見込の最も大きい道だと私は考える。

それにしても、私達の前にはなんと多くの疑問が残されていることか！　しかし、そうした問題を発することが解明への第一歩なのだ。私はそれらの疑問にいつか答が与えられることを確信している。二元論を受け入れた後で、私達はまったく論理的に物理学者の助けを求めることができる。電気エネルギーは二つの形を取りうるのか？　心の本体は何なのか？　それは構造を持つのだろうか？　構造なしにエネルギーを使いうるのか？　電気とはいったい何なのか？　こうした疑問に対する答がどうであれ、心は現に存在しているのである。

アリストテレスが言ったように、心は「肉体に結びつけられている」そして、最高位の脳機構が傷害やてんかん性放電や麻酔剤のために働きを止めると、心は認められなくなる。それどころか、熟睡中も心は認められないのである。

心はこうして姿を消している間どうなっているのだろうか？　一元論にしたがえば、心は脳の働きに過ぎないのだから、認められなくなった時には存在していないことになる。心は最高位の脳機構が働きを始めるたびに作り直されるのである。

では二元論、すなわち心はそれ自体一つの基本要素であるという説にしたがえば、どうなるだろうか。この説によれば、心は、霊とか魂とか呼び方はいろいろあろうが、実体を備えており、連続して存在すると考えられる。したがって、心は脳との連絡が切れると沈黙はするが、いぜんとして存在していることになる。そして最高位の脳機構が働きを始めると、また自分の仕事にもどるのである。

この場合、最高位の脳機構は心へのエネルギー供給を私達が眠りに落ちるときには切り、目覚めるときには再開すると考えられる。この毎日自動的に営まれる働きはすべての哺乳類に生まれつき備わっているもので、これによって脳は疲労から回復するのである。

私達が目覚めるときには、最高位の脳機構が「半ば独立した要素」である心をスイッチ・オンし、心は直ちに自分の仕事にとりかかる。そして私達が眠るときには、最高位の脳機構が心をスイッチ・オフする。こう考えるのは果たして無理だろうか？　私にはもう一方の説明、すなわち、最高位の脳機構が自身で理解し、推理し、随意運動を指示し、何に注意を向けるかを決定し、コンピュータに何を学ばせるかを決め、記録をとり、必要に応じてそれを再生すると考える方が、無理なように思えるのだが。

いずれにしても、現在得られている科学的な証拠から見る限り、心は独自の記憶を持たない。その代わりに、一種のコンピュータである脳が、活動時に学んだことをすべて記録する。この記録は、私達が目覚めている間は意識のある心によって即座に利用され、半ば眠っている状態で見る夢の中には変形した形で再現されるのである。

＊　私達の本（㉕）の四六八～四六九ページを参照。患者W・Sは、発作の初期に、「彼は誰かがこれこれを

しろと言った」と自分の胸の中で自分に言っているのに気づいた。患者J・Jは自分の心に起こったことを次のように説明した。「テーブルの上にパンが一切れありました。私はそれをひっくり返すか、動かすかしなければいけないと思いました」

第二十一章　人間――この未知なるもの

脳には何段階かの機能的に高いレベルの機構が存在する、とジョン・ヒューリングス・ジャクソンが述べたのは今から一世紀ほど前のことである。このとき、彼は「最高位」という言葉で「心に最も密接に結びついた」という意味を表わしたと考えられる。それ以来、部分的に独立した脳の仕組みがいろいろと発見され、大脳皮質や上部脳幹に占める位置が明らかにされた。しかし、その中のどれ一つとして心を説明しうるものはない。心はいぜんとして謎である。

私はここに一人の巡礼の旅を物語ってきた――心の物質的な基盤と思えるものをよりはっきり理解しようと、ときにはやみくもに、しかし常に希望に満ちてつまずきながら歩んだ巡礼の旅を。彼が、側頭葉の一部に弱い電気刺激を加えると、過去の意識の流れが「フラッシュバック」として再現されることを偶然に発見してから、すでに四十年近い年月が流れ去った。その間、彼はこうした経験反応に関する綿密な記録を徐々に積み重ねていった。これらの記録も含めて、電気刺激による所見はすべて信頼の置けるデータであり、個人的な意見ではない。また、てんかんの病的な放電がひき起こす現象の検討も、研究の進展にいろいろな糸口を与えた。こうして、意識を可能にしている統合的な神経作用は、大脳皮質ではなく、上部脳幹に位置していることが明らかにされたのである。

ヒポクラテスは「意識にとって脳は外界との仲立ちをつとめる器官である」と言ったが、これは最高位の脳機構の発見を予言する言葉だった。最高位の脳機構は心と他の脳機構との間の仲立ちをする器官なのである。あるいは心の実行器官と言ってもよいだろう。この実行器官は心から命令を受け取って、それを脳のいろいろな仕組みへ伝えるのである。たとえば、心の短期の意図はこの器官を介して自動的な感覚－運動機構へ伝えられ、外見上は意識的な私達の日常行動の多くは、この自動機構によって営まれている。言語機能を含むいろいろな技能も同じようにして営まれる。こうして、最高位の脳機構と自動的な感覚－運動機構は、心の意図と注意の方向に合わせて私達の感覚と運動の機能を調整し、脳の中心的な統合作用の場となっているのである。また、私達が目覚めている間に心を活動させる特殊な形のエネルギーがあって、それは神経エネルギーに由来すると考えられる。

右に述べたのはむろん仮説だが、今後の研究に指針を与えるのに役立つであろう。最高位の脳機構や自動的な感覚－運動機構が実際に存在することは、てんかんの病的な放電や電気刺激のもたらす現象、それにいろいろな臨床所見によって明らかである。

経験反応の際に活動化される灰白質の正確な位置を明らかにし（図9参照）、図7と図8を完成することは今後の課題である。また、注意の集中にはどんな神経作用が伴うのかも明らかにしなければならない。さらに、神経インパルスが意識に変わり、心の意図が特定のパターンを持った神経インパルスへ翻訳される過程も、次代を担う研究者の手で解明されなければならない。そしてこれらの研究はすべて物理学者や化学者の助けを必要とすることになろう。それは疑いのないところである。

私がここに提示したデータは、広くいろいろな分野の人に解釈されうるものである。読者の中には、これらのデータを、心は脳の働きに帰するという説に沿って解釈する方が合理的だと考える人もあろうし、私と同じように、心は脳と結びついてはいるが別個の要素だと考える人もあるだろう。これら二つの説のどちらかが選択されるはずである。

いずれにしても、「心の本体は何か」という問題は、あらゆる問題の中で最も解き難く、また重要なものであろう。私は、長い研究生活を通じて、なんとかして心を脳で説明しようと試みてきた。そして今、これまでに得られた証拠を最終的に検討しているうちに、人間は二つの基本要素から成るという説の方が合理的だと考えられることを発見して、驚異の念に打たれているのである。

人間は誰しも自分の生き方と個人的な信条を自分自身で選ばなければならない。これは科学の助けを求めることはできないのである。私も長い間自分なりの信仰を持ち続けてきた。そして今、科学者もまた誰はばかることなく霊魂の存在を信じうることを発見したのだ！

この章の残りの部分では、私はときに生理学者としてより医師として、つまり科学を重んじると共に患者や、家族や、自分自身に深い関心を払う医師として発言しようと思う。しかし、「自然科学の領域から踏み出す」ときには、常に批判的な判断を忘れないよう最善をつくすつもりである。

科学者も医師も、たまには実験室や診察室を離れて、人間というこの奇妙に能力に恵まれた生物について思いをめぐらしてみるとよい。人の心はいったいどこから来たのか——それは誰にもわからない。しかし心はたしかに存在するのだ。心は脳にある特定の仕組みの働きと結びついている。そして、数え切れないほどの世代にわたって、心はどの人間でもこのように脳と結びついてきたのであり、心の性格はある世代から次の世代へ連綿と受け継がれていくことを示す有力な証拠がある。しかし今のところはただ「心は生まれる」と言えるだけである。

医師は人間を全体として扱うのが仕事なので、人間について独特の見方をする。彼らは、心と身体の間に説明のできない働きの上の分裂があることを、昔から知っていた。現に彼らは、よく言われるように、「身体と一緒に心も治療する」術《すべ》を身につけているのだ。彼らは子供が身体と、脳と、心から成り立っていることをよく知っている。この三つは一緒に発育するが、常に別々のように見える。いわば個体発生上の共生とも言うべきものを営みながら、人生を共にしていくのであり、どれもほかの二つがなくては用をなさない。そして環境の探検を指揮するのは心である。

心は何を学習し、何を記録するかを決定する。子供が成長するにつれて、心が脳のコンピュータに貯えられた記憶や自動的な行動パターンに依存する度合は、どんどん大きくなる。条件反射が形成され、脳のコンピュータが心のプログラムにしたがって自動的に制御しうる行動の数が増していくのである。こうして、成長と共に心は自身の、また他の心の知性の世界に振り向けうる時間が、どんどん多くなっていく。

人間の能力の変化を身体と脳について曲線に描いてみると、両方とも成長に伴って上昇し、二十代あるいは三十代で頂点に達することがわかる。そして四十代に入ると曲線は平らになり、やがて下降しはじめる。これは身体と脳が老化による病理学的な変化を被り、鉛の重しをつけられたように能力が落ちるからである。こうして身体と脳の能力曲線は避けることのできない「ゼロ点」へ向かって下降を続けていく。旧約聖書の詩篇にも「われらのよわいは七十年にすぎません。あるいは健やかであっても八十年でしょう……」とある通り、私達の寿命は前もって定められているのだ。足は弱くなり、若い頃はあれほど良く働いた脳の記憶装置も、年を取るにつれてなかなか言うことをきかなくなり、最後には今起こっていることをまったく記録できなくなることさえある。老衰は身体と脳の機能低下の症状である。だから、それはいろいろな形をとるのだ。

これら肉体的な要素とは対照的に、心には老化に当たる現象は見られない。人生の晩年に至るまで、心は独自の願望の成就に向かって進み続ける。そして、心がより明らかな理解と、より平衡のとれた判断に達しつつある時に、身体と脳はすでに力やスピードを失いつつあるのだ。

ここに私の話を終えるに当たり、私は医師としての見地からさらに一つの所見を述べようと思う。それは人間の本性を探求するあらゆる試みに関係するものであり、心は独立した存在であるという説にしたがうものである。それはまた、霊魂の不滅を肯定する所見とさえ言えるかもしれない！

「私達の心は死後どうなるのか？」

この疑問は、しばしば問題にされる別の疑問へつながる。「心は他の心とじかに交信できるのだろうか？」明白な科学的証拠を欠くという意味では、二番目の問いに対する答は「ノー」である。心は脳の仕組みを介してのみ他の心と交信できるのだ。この場合、言語機構が最も多く利用されることは確かである。しかし、心の本体はまだ神秘であり、そのエネルギー源も明らかにされていないのだから、心と心の間の直接的な交信が人生を通じて絶対に起こらないと言い切ることはできない。

人の心と神の心との間の直接的な交信となると、これはまたまったく別の問題である。はるかな昔から、数知れない人々が、祈りを通じて外部の何かの力から導きや啓示を受けたと主張しており、これはこうした交信の存在を暗示する。私にはこの証言を疑う理由はないし、それを科学的に吟味する方法も見出せない。

実際、人がそれによって生き、死んでいく信仰を、科学の名においてとやかく言う権利はどの科学者にもない。脳について得た知識を報告し、心の働きに関する合理的な仮説を提示する

――それが私達にできるすべてである。

さて、ここで最初の疑問にもどろう。死によって生命の灯が吹き消されたとき、心は消え失せてしまうように見える。私は「見える」と書いたが、これは、この問題について今までに得られた科学的な証拠から断定的に言えるのは、「心を脳で説明することはできない」ということだけだからである。私達が目覚めている間、心は最高位の脳機構からエネルギーを供給されると考えられる。そして私達の日常生活では、他の心との交信は脳のいろいろな仕組みを通じて行なわれる。とすれば、死後も存在するためには、心は脳以外のエネルギー源と結びつかなければならない。そうしなければ、脳と身体が死んで塵に帰すのと同じように、心は肉体の死と共に永久に消え失せるはずである。ところで、私達が生きていて脳と心が目覚めている間に、ほかの人の心あるいは神の心との間に時々直接的な交信が行なわれるとしたらどうだろう。この場合には、私達の外部に由来するエネルギーがじかに心に達しうることは明らかであり、心が死後に脳以外のエネルギー源に目覚めることを期待するのも不合理ではない。

私が言いたいのは、活動している心同士がまれにではあってもじかに交信することがあるとすれば、それは、何らかのエネルギーが心から心へじかに伝えられることによってのみ行なわれるということである。同様に、人の心が神の心とじかに交信することがあるとすれば、それはやはり何らかのエネルギーが霊へ伝わることを意味する。人間は死後どうなるのか——それはおよそ物を考えるほどの人なら誰でもが問う疑問であるが、今のところ科学はそれに何も答えてくれない。しかし、心を活動させるエネルギーの本体が明らかにされたあかつきには（私はそうなると信じている）、さらに進んで、科学者が人間の霊とは別の霊の本質を確かな根拠をもって研究できるようになる日が来るかもしれない。

人間には真実を恐れる理由はない。終局的には、真実は私達がそれによって生きる正しい信仰を強固にするだけである。人間の本性には、探求し、学び、安心の得られる信仰を持ちたいという衝動が深く刻み込まれている。人々はまた個人的な信条を持っており、それは、ごくわずかではあっても、ほかの人のものとは違っている。そしてそこに、私達人類の力と希望があるのだ。

私がこの本で論じた事実と仮説は、医学をはじめ宗教、哲学、物理、化学など、いろいろな専門分野の研究者に示唆を与えることだろう。心は実際に独立した一つの要素なのか、それとも、何らかの未知の機構による神経作用の現われに過ぎないのか——その決定は今後の科学研究にまたなければならない。この本では前の説を支持する証拠が取り上げられたが、それは不完全なものであり、今の段階では二つの説を考慮しなければならないのである。

一方、私達は、いかにして私達の社会進化を制御するかという、実際的な問題に直面している。これは人類の運命にかかわる差し迫った問題であり、その解決はより根本的な理解によってのみ得られるであろう。理解は叡知への道を開く先達なのである。

創造の歴史の中で生命が誕生して以来、長い長い年月を経て複雑な脳が出現すると共に、自己認識を示す生物が初めて姿を現わした。すなわち、長い生物進化の過程を経て、「意識」――それまで認められなかった極めて特異な現象――が出現したのである。これはやがて人間の心によって作り出される新しい世界、悟性と理性を備えた世界を出現させた。そしてその世界は今や急激な社会進化をもたらしつつあるのだ！

ここに私達人類に対する途方もない挑戦がある。それは宇宙に挑むにも劣らず遠大な仕事である。しかし、アルバート・アインシュタインはかつてある科学上の解答を得たときにこう叫んだ。「この世界の神秘は、それが理解しうることにある！」

私は心の神秘がもはや神秘でなくなる日が来ることを信じて疑わない。

本書への感想文

サー・チャールズ・シモンズ（Sir Charles Symonds）*1

この問題に関する私自身の見解はジョン・ヒューリングス・ジャクソンの著作に影響されるところが大きいので、ここに君の本のテーマに関連のある部分を引用してみようと思う。

ジャクソンは意識と最高位の神経中枢の活動との関係について三つの仮説を提示したが（1）、彼自身は三番目の併存説、すなわち心身平行論〔心身の過程は相関的で、そのいずれか一方は他方の変化と共に変化するが、両者間の相互活動に因果関係はないという説〕を支持した。しかしこの説は私の理解を超えるものであり、私には受け入れられない。君は彼の第一番目の説、すなわち「非物質的な作用が物質的な効果をもたらす」と考える説を支持すると結論している。しかしこの説も、科学的に見て消極的な立論に頼っているという理由で、私はしりぞける。したがって私には二番目の説、すなわち「最高位の神経中枢の活動と精神の働きは一つの同じものである。あるいは、同じものの異なった面である」という説が残されることになる。[*2]

この点に関する私の見方は、君も言及した一九六六年のシンポジウムでエイドリアンが明らかにした見方と一致する（②）。彼はこう言っている。「生理学者は、自分を独自の意志を備えた個体と見る旧来の人間観を、排斥するように強制されているわけではない。彼の立場は、生理学的な説明だけでなく、内観的な説明にもある程度の妥当性を認めるからである。それはこの二つが両立し難いことを認めるが、必ずそうだと断定はしていない。……いつか脳の働きや人間の活動に関するわれわれの理解が根本的に変わって、それが精神作用のみならず人間そのものをも説明する日が来るのではないだろうか」君の結論と私の結論は次の点で一致する。すなわち、両方とも何らかの信仰を必要とする！

ジャクソンは、意識と最高位の神経中枢との関係について多くの言葉を遺している。彼は、精神作用のあらゆる過程は、それに対応する最高位の神経配列（連鎖網）の活動を伴うに違いないと主張した。また、「意識は不変の独立した存在ではない」とも言っている（③）。[*3] 意識は、最高位の神経連鎖網の「いずれか」が活動している間に生じる、というのである。この点に関する彼の考えは、次の言葉でさらにはっきりする。「意識は変化しつつある存在である。すなわち、私達は瞬間ごとに異なった意識を有する」⑥そして、「いま意識の実体は最高位の神経連鎖網だと述べたが、誤解を避けるためにはっきり指摘しておこう……私達は一つの固定した意識の座を考えているわけではない。さて、矛盾した表現かもしれないが、いくつかの最高位の神経連鎖網について述べることにしよう……」⑦

彼は、こうした神経連鎖網のパターンは常に変化しつつあると信じていた。「特定の思考その他に対応する固定した神経連鎖網が、主観的な意識の解剖学的な実体に存在するというのではない。*4 こうした神経連鎖網は、思考その他の精神作用が営まれる時に限って存在するということなのだ。ほかの時には神経細胞体と神経繊維は一定の活動状態にあって、全体的な緊張状態（神経トーヌス）を保っている。この緊張性の平衡が破れている間に、問題の神経連鎖網が一時的に存在するのである」⑧

そしてこう書いている。「意識の喪失を解剖学的、生理学的および病理学的に論じるのは、奇異な感じを与えるかもしれない。しかし、すでに述べたように、意識の解剖学的な実体は基本的には下位の神経中枢と同じで、高度に特殊化し、複雑化している点が異なるだけである。したがって、それを解剖学的、生理学的および病理学的に論じるのは少しもおかしいことではない」⑨

また脚注に彼はこう付け加えている。「……これは、意識が失われるということではなく、すでに説明したように、個体全体としての環境への対応が失われることである。後に解剖学的な考察のところで指摘するように、一つの意識の座が存在するのではない。というのは、意識は常に変化しつつある存在だからだ。すなわち、私達は、常に環境への対応を変化させながら、瞬間ごとに異なった意識を有するのである」⑽こうした議論を通じて、彼は、非物質的な存在である意識の、物質的な存在である神経連鎖網からの分離を主張しているが、ところどころでこの原則を外れているように見える。たとえば、球麻痺の症例に見られる構語不能について、彼は、患者は「内部的」には話せるのだと指摘し、脳の運動神経連鎖網は構音運動を表わしているのだが、延髄の中枢と筋肉が働きを失っているのだと結論して、次のように述べている。「この場合、脳の運動神経連鎖網は、健康人の場合と同じように、精神的な面を有している」⑾私の選択した仮説によれば、ジャクソンのいわゆる最高位の神経連鎖網は、すべて「精神的な面」を持つことになる。そして、この神経連鎖網の解剖、生理および病理は、この働きに依存する精神現象に直接関係することになる。したがって、心を解剖学的、生理学的および病理学的に論じることができる。[*5]

ここでは、まず、進化論的にいかに下等な動物において、その行動から、ジャクソンのいわゆる「精神作用」を認めうるかを考えてみよう。

君はこの点について蟻を引き合いに出している。君は、トーマス・ベルト（Thomas Belt）が「ニカラグアの博物学者」⑫と題した本の中で述べていることを念頭に置いていたのだろうか。この本から少し引用してみよう。「私は、葉切り蟻に推理力があることを示す実例をあげて、この長い話を終えようと思う。私達が使っている線路の近くに巣が一つあった。そしてこの巣の蟻は、貨車がしょっちゅう往ったり来たりしているレールの上を横切って、林まで行かなければならなかった。貨車が通るたびにたくさんの蟻が轢き殺された。彼らは初めがまんしてレールの上を横切り続けたが、四、五日してついに対策に着手し、二本のレールの下にトンネルを掘った。ある日、貨車が走っていない時に、私はトンネルを塞いでみた。その結果、葉を巣へ運ぶ途中のたくさんの蟻が立往生することになったが、彼らはレールの上を横切ろうとはせず、その下に新しいトンネルを掘りはじめた」この観察記録の注釈に当たる一文がソープ（W. H. Thorpe）の本⑬の中にある。「動物あるいは人間に目的を持った行動が認められたら、それはその個体が何らかの形で未来を予期している証拠だと考えられる。そしてこの未来の予期には、観念形成の能力と、過去および未来に関する観念の総合と、一時的な観念の組織化が必要である」私は蟻の神経系については何も知らないが、心の解剖学的な実体の原型を含んでいるように思える。

J・Z・ヤング（J.Z. Young）はタコの学習行動を長年にわたって研究し、この働きに関係するニューロンを探し求めた結果、いくつかの興味深い結論に達した⒁。人間の心に関する結論へ飛躍する前に、同じような研究を他の動物についても行なうべきだと私は言いたい。この段階で研究すべきことは、まだまだたくさんあるのだ。イルカ、鳥類、ネコ、イヌ、チンパンジーなど、いずれもその行動は推理力の存在を示している。ここで、これら下等な生物が自己認識を有するという証拠はない、と反論されるかもしれない。しかし、自己認識を有しないという証拠もないのだ。いたずらを主人に見つかった犬が尻尾をまいて縮こまるのは、自己認識の存在を暗示すると言ってよいだろう。*6

ジャクソンの言う最高位の神経機構が上部脳幹に局在するという君の説は、明らかに私の知らない解剖学的な根拠の上に立っている。この点について君のもっと詳しい説明を聞きたいと思う。たとえば、君は、感覚インパルスの伝導路はまず脳幹の灰白質で最初のニューロン交替を行ない、ついで大脳皮質の灰白質へ迂回路を伸ばして二番目のニューロン交替を行なった後で、上部脳幹の標的核へ真直ぐにもどると述べているが、この最後の部分はどのような解剖学的根拠の上に立っているのだろうか。ちなみに、君の話は、最初のニューロン交替は脊髄の灰白質で行なわれ、このレベルで、局所的にも求心的にも促通と抑制の複雑な相互作用が営まれるという事実に、まったく触れていないことを指摘したい(⑮⑯)。

網様体の解剖も問題であり、私はむしろ覚醒状態に関係があると考える。もっとも、これはたしかに意識の一面ではある。*7

生理学的な考察

スタンリー・コッブ(Stanley Cobb)は意識を「活動状態にある脳の機能」と定義したが、私の説も彼の定義を支持する。しかし、それはこの機能がどこかに局在することを意味するのではない。私の考えでは、意識の機能は空間的にも時間的にも変化しながら、散在的に営まれるのだ。ジャクソンの言うように、私達は瞬間ごとに異なった意識を有するのである。それは、おそらく、ここかしこで起こるシナプス活動の現われであろう。この機能が営まれる場は、利用しうるニューロンの相対数から見て、間脳ではなく大脳皮質だと考えた方が妥当だと思われる。大脳皮質のかなりの部分が損傷を受けたり切除されたりしても意識が失われないのは、機能的な余白部分の代償能力が大きいためであろう。

意識に伴うシナプス活動は睡眠中を除いて常に存在する。これは、脳幹の網様体が何らかの過程によって上位の中枢を賦活しており、睡眠中には網様体のこの作用が抑制されると考えれば説明できる。この点における意識と脳幹の関係は十分に証明ずみだと思われる。

脳波図から見て、大脳皮質は睡眠中も神経活動を続けると考えられる。こうした神経活動に必要なエネルギーは、すべてグルコースの代謝によって供給される。そして脳は他のどの臓器よりも単位容積当たりのグルコース要求度が大きい。精神活動の「方向決定」も神経の働きなのかどうかは、たしかに重大な問題である。しかし、こうした精神活動の方向づけは葉切り蟻にも認められるのであり、この場合、方向の決定を何らかの非物質的な力に帰するのは困難である。

病理学的な考察

君は、上部脳幹の損傷や疾患は常に意識の喪失をきたす、と述べている。外傷や脳卒中など急性の病変については君の言う通りかもしれない。しかしその場合の意識喪失は睡眠中の意識喪失と似たものである。

ジェフリー・ジェファソン（Geoffrey Jefferson）は脳振盪に関する著作（⑰）の中でこの点を指摘し、「パラソムニア」なる用語を作り出した。この症例では心は休止状態にあり、「覚醒の停止とその持続」と見なしうる病像にはいろいろな変化がある、と彼は述べている。君がランダウをはじめて診察したとき、彼はジェファソンの言うパラソムニアの一種に陥っていたのではないだろうか？

腫瘍などによる上部脳幹の慢性病変は、頭蓋内圧の上昇がない限り、一般に痴呆や意識の喪失をひき起こすことはないと私は考える。意識の喪失がある場合には、それはパラソムニアまたは無動症性無言症（akinetic mutism）の形をとる。脳幹の腫瘍について研究を行なったケアンズも同じ結論に達している（⑱）。一方、大脳皮質の広範囲にわたる病変は常に痴呆をひき起こす。初老期痴呆やリピドーシスに見られるものがそれである。また、広範囲にわたる白質の両側損傷は、脳幹に何らの病変がなくても外傷性の痴呆をひき起こす（⑲）。

さて、心と脳の関係を論じる上で最も大きな意義を持つできごとの一つに、嗜眠性脳炎の後遺症としての強迫症候群の発生がある。この出来事は半世紀以上も昔のことなので、ともすると忘れられがちである。私は多数の患者を診察したが、その精神生活は強迫性の思考、強迫性の発語、強迫性の行動によって圧倒され、患者はしばしば重症の精神障害に陥っていた。これは肉体的な原因によってひき起こされた精神的な現象であり、病変に強くおかされていた部位の一つは脳幹で、とくに水道周囲の灰白質にそれが著しかった。

この症候群は、「精神機械」とも言うべき仕組みを動かしているニューロンの制御に、抑制面で欠陥が生じたのが原因であろうと私は考えている。といって、心の解剖学的な実体を成すニューロンが脳幹に位置するということではない。反対に、これらのニューロン——すなわち、抑制不全のために活動の高進した状態にあるニューロン——は、病変部から遠く離れていることを示す証拠が得られている。

同様の強迫症候群は脳炎にかかっていない者にもごくふつうに見られ、時に緩解と再発を繰り返して、可逆的な生化学的病変の存在を暗示する。緩解が見られないときには、両側前頭葉白質切截法が奏効する。これについては疑いの余地はない。私はある患者の経過を長年にわたって観察し、結果を発表してある⒇。こうした症例では、抑制作用に欠陥を生じた脳幹の中枢から作用を受けている標的ニューロンの除去が、効果をもたらすと考えられる。したがって、これら標的ニューローン（心の解剖学的な実体の一部）は前頭葉に位置するのであって、脳幹にあるのではない。しかし、前頭葉が精神現象の面でとくに重要な部分だというのではない。心の解剖学的な実体は大脳皮質の全体に広く分布しているのであって、他の部分を除去しても同じ効果が得られたかもしれないと私は考えている。

さらに、精神分裂症というものがある。ここに私達は心の病気を見る。そしてその特徴的な症状――思考障害、異常な感情あるいは感情の欠如、強迫思考、妄想、幻覚など――が、いまだ発見はされていないが、何らかの器質的原因を有することは確かである。また、この病気には遺伝的な要因がきわめて強く認められる。兄弟の一方が精神分裂症にかかっていると、他方がこの病気を有する割合は一四％になり、一般人口中の発生率〇・八％よりも著しく高い。遺伝子は物質的な存在である。構造的な病変が認められないことは、生化学的な障害――たぶん酵素の欠損――を示唆する。精神分裂症で病変におかされるのは、心に結びついた器官だけだという反論があるかもしれない。しかし、多くの症例を観察して得た内観的な判断にしたがって、私は、精神現象とそれを作り出す主体が共におかされると信じている。

私はこうした問題をよくラッセル・ブレイン（Russel Brain）〔イギリスの神経学者〕と話し合ったものだ。彼はもともとは二元論者だったが、やがて彼のいわゆる中立的な一元論者へ転向した。私自身の立場もこれに類すると言ってよいだろう。

すでに古典的となっている君の解釈野や言語野に関する研究については何も触れなかったが、これは、ここで論じた問題にはとくに関連がないと考えたからである。

＊1　ガイ病院（ロンドン）に勤務していた神経科医で、オックスフォード大学出身。この感想文は出版前の原稿を読んだ後で書かれたもの。

＊2　著者あとがきのAを参照。

＊3　ジャクソンは、彼にとって意識は広い意味を持つことを明らかにしている。「ある意識があって、それから最後で最高位の精神現象があるのではない。同じものを二つの名前で呼んでいるだけなのだ」（④）また、こうも述べている。「私達が意識の状態にあるとき（人為的に分析すれば、何かを意図したり、思い出したり、推理したり、感じたりしているとき）には、これら純粋な精神現象と相関的に、最高位の中枢の神経連鎖網で微妙な放電が起こっている」（⑤）
臨床医にとって、意識の喪失と精神活動の障害はまったく別のことである。いわゆる痴呆の患者であっても、意識は完全でありうるのだ。また、私達は睡眠中に意識を失うが、これを痴呆になったとは言わない。にもかかわらず、心と脳の関係を論じる場合、私達は意識が最高位の精神作用を表わすかのように思

い込む習慣がある。

＊4　この部分で、ジャクソンは意識を主観的なものと客観的なものに分けて、その二元性を論じている。そして別のところで、この二つは実際にはそれぞれ同じものの一半であると述べている。

＊5　著者あとがきのBを参照。

＊6　著者あとがきのCを参照。

＊7　著者あとがきのDを参照。

＊　以上の脚注は、著者ペンフィールドによるもの

チャールズ・シモンズが引用した参考文献（感想文中に番号を付した）

① JACKSON, J. H. 1931. *Selected Writings of John Hughlings Jackson.* Vol. II, p. 84. London: Hodder and Stoughton.

② ADRIAN, E. D. 1966. In *Brain and Conscious Experience*, J. C. Eccles, ed. New York: Springer-Verlag, p. 238.

③ *Selected Writings*. Vol. I, p. 242.
④ *Selected Writings*. Vol. I, p. 289.
⑤ *Selected Writings*. Vol. II, p. 402.
⑥ *Selected Writings*. Vol. I, p. 205, footnote.
⑦ *Selected Writings*. Vol. I, p. 241.
⑧ *Selected Writings*. Vol. II, p. 98, footnote.
⑨ *Selected Writings*. Vol. I, p. 205.
⑩ *Selected Writings*. Vol. I, p. 205, footnote.
⑪ *Selected Writings*. Vol. II, p. 207.
⑫ Belt, T. *The Naturalist in Nicaragua*. Everymans Library, p. 69.
⑬ Thorpe, W. H. 1966. In *Brain and Conscious Experience*, J. C. Eccles, ed. New York: Springer-Verlag, p. 472.
⑭ Young, J. Z. 1965. *Proc. Roy. Soc. B.* 163: 235.
⑮ Dawson, G. D. 1958. *Proc. Roy. Soc. Med.* 51: 531.
⑯ Denny-Brown, D., E. J. Kirk, and N. Yanagisana, 1973. *J. Comp. Neur.* 151: 175.
⑰ Jefferson, G. 1944. *B. M. J.* 1: 1.
⑱ Cairns, H. 1952. *Brain*. 75: 109.
⑲ Strich, S. J. 1961. *Lancet*. 2: 443.
⑳ Symonds, Sir C. 1956. Imprensa Medica. Lisbon.

著者によるあとがき

私はこのモノグラフの本文を書き終えると、私が大いに尊敬もし、好意も抱いているロンドンの神経学者サー・チャールズ・シモンズのもとへコピーを送った。彼は手紙と専門的な感想文でこれに応えてくれた。そして私は次のように返事を書いた。

君の手紙と感想文、ありがたく受け取りました。原稿をエイドリアンに託して君のもとへ送ったとき、私は君がこうしてくれることを期待したのだが、まさかこれほど綿密な批評をいただけるとは思わなかった。見事な感想文だ。君は意識して批判的に書いたというが、むろん、それこそ私の望むところだ。君と同じく、私に興味があるのは真実だけなのだから。

君の意見は注目すべき点で私のモノグラフを補足するものだ。そのあるものは、私の本の読者に、神経学の広い領域でなされてきたことを理解するのに役立つ知識を与えることだろう。また、偉大な臨床医家ジョン・ヒューリングス・ジャクソンの哲学に関する君の意見や、「心の病気」と脳の異常との関係に関する君の神経学的な考察は、私のモノグラフに新しい視野をつけ加えるに違いない――これは、私がこれからする提案を君が受け入れてくれたらの話だが。

私は君の感想をそのまま本文の後に入れたいと思う。そうすれば、君の反論や疑問に答えて、私の所見をよりはっきりさせる機会が与えられることになる。というわけで、君の感想の後に「あとがき」と題して私の短い一文を加えたいと思うのだが、どうだろうか。

私は君がこうした形で今度の試みに参加してくれることを願っている。君との間の厚い友情のことを考えてくれたまえ！　それは、私達が同じベンチに座って神経病理学の顕微鏡実習をしていたあの夏、クイーン・スクエアにあるゴドウィン・グリーンフィールズの研究室ではじまった。以来、私達は幾度も旧交を温めてきた――君の家で、ボストンのハーヴェイ・クッシング（Harvey Cushing）〔アメリカの著名な脳外科医。一八六九～一九三九〕のクリニックで、そしてわがモントリオール神経学研究所で！

私は君の感想文にA、B、C…の参照符号を付して「あとがき」の中でその部分にコメントを加えることにしよう。しかし、私のモノグラフの中ですでに君に答えていると判断した事項は、取り上げないことにする。

サー・チャールズは同意してくれた。それでは私の「あとがき」に入ることにしよう。

A

君は脳と心の関係に関するジャクソンの三つの仮説を取り上げて、私が彼の最初の説、すなわち「非物質的な力が物質的な効果をもたらす」という説を結論的に支持していると書いている。

私はジャクソンの最初の仮説を満足して受け入れているのではない。第一に、私は「非物質的な力」という表現を好かない。まだ検討されていない仮定を行なうように聞こえるからだ。第二に、私は何らかの結論から始めているのでもないし、最終的で変更の余地のない結論で終わっているのでもない。しかし、この点については後で詳しく論じることにしよう。

私自身、長い研究生活を通じて、君が（そして君の話によればロード・エイドリアンも）選んだ仮説、すなわち「最高位の神経中枢の働きと精神現象は、一つの同じものである」という説を支持してきた。
神経生理学者がなんとかして心を脳で説明しようと試み、心は脳の働き以上の何物でもないことを証明しようと努めるのは、科学者として当然のことだ。しかしこのモノグラフをまとめるに当たって、私はどうしても心の働きを脳の仕組みで説明することはできないと気がついた（第十七章を参照）。私達の脳には、心にエネルギーを供給するかのようにしてそれを目覚めさせる一方で、「メッセンジャー」として心に利用されていると考えられる、一つの最高位の神経機構はあるが、心の働きを担うと考えられるような神経機構は認められないのだ。このように、私は君の「仮説」に基づいて心を説明することはできない。したがって、第二の仮説、すなわち「人間は二つの基本要素から成る」という説を考慮すべきだと私は結論する。

B

君が、ジャクソンの考えを、彼のいわゆる「最高位の神経配列（連鎖網）」と意識の面で取り上げたことを嬉しく思う。今日、ジャクソンによる「神経学の福音」を、君ほど適切に伝えうる者はいない。私はまじめにそう思っているのだ。それどころか、私は自分が君と同じくらい、いやおそらくは君以上に、彼に負うところが大きいと確信している。

ジャクソンが神経学の偉大な予言者となったのは、彼がてんかんの意味するところを脳の働きに照らして読み取ったからだ。彼は真実、すなわちてんかん発作は必ず脳の灰白質における放電——エネルギーの放出——を伴うという事実を、直観的に洞察した。そして、てんかんの症例はどれも、脳における機能の「配列」に光を投げかける貴重な実例だと考えた。

ジャクソンの時代からもう百年の余になる。その間、私達は刺激電極を用いててんかん発作と同じ現象、すなわち脳の仕組みの活動化や機能停止を誘発できるようになり、ジャクソンの推論はいろいろと検討され、補足されてきた。意識のある患者の助けで、運動野や感覚野の境界がはっきりして、詳細がかなり明らかにされ、かつては沈黙野と呼ばれた部分も、今では精神作用に関係することがわかっている。今や、こうしたデータを新旧とりまぜて再検討すべき時が来ている。ジャクソンが発見したように、てんかんの生理学というものもあるのだ。そのすべてを、いまや敷衍することができる。そして、てんかんについて得た知識を、脳機能の生理学に応用するのだ。しかしジャクソンの言う「心の生理学」については、私は現在の段階でそれを論じるべきかどうか、未だに疑問に思っている。

C

君はまさか、「精神作用」の問題は、人間で取り組む前に、もっと下等な生物で解明すべきだと言うのであるまいね！ 記憶を例にとってみても、私達は人間の研究からエングラム〔生活体に残された経験の痕跡〕について多くのことを学んだが、それは、言葉をしゃべれない下等生物を対象にしたのでは、とうてい知りえないことだったのだ。意識のある人間の解釈野を電気刺激して過去の意識の流れを再現する場合にしても、彼が言葉をしゃべれるからこそ、私達は再生された記録の内容を知ることができる（⑲⑳㉑㉒）（Proceedings of the Royal Society of Medicine, August,1968 “Engrams in the Human Brain” を見よ）。そして、解釈野の刺激から学んだことほど、意識現象の解明と密接に関連するものはない。

君が引用した葉切り蟻に関するベルトの興味深い話は、この蟻に自己認識があることをはっきり示していると思われる。木の葉を線路のところまで運んできて、レールの下の穴が塞がれているのを見つけた蟻が、新しい穴を掘りはじめたとしたら、その蟻は自分自身と自分の置かれている状況を認識していたに違いない。

生命は遥かな昔にこの地球上に出現した。そしてそれから長い時の流れを経て、自己認識すなわち意識の存在を示す行動を有する生物が、はじめて姿を現わした。心を脳の働きと見るにせよ、脳と結びついてはいるが独立した要素と見るにせよ、それが地上に現われたのはこの時だと考えるしかない。これは、心は脳と結びついた形でしか存在しないと仮定した上の話だが。物質界の創造と生命の出現を経て、意識が地上に現われたのは宇宙カレンダーでごく最近のことだ。私達は人間を理解するまで精神と肉体に関する過去の意見をむげに排斥しない方がよい。そして、この問題については、今のところ人間は他の生物よりはるかに研究しやすい。研究者はそれぞれの分野で最善をつくすべきだが、人間の心と脳の研究は他のすべての生物に関する私達の理解を深めてくれる。

今度のようなモノグラフは必然的に仮説的で予言的なものになる。しかし、これは神経生理学の綿密な検討なのだ。いつの日か、解剖学者、化学者それに物理学者によって多くのことが明らかにされるに違いない。一方、私達は、感覚、運動、言語、知覚、学習、記憶、そして意識を可能にしている脳の仕組みを、一歩一歩着実に解明していくことができる。そしてこの研究は、神経インパルスの伝導機構の研究や、下等生物の脳における神経回路の研究よりも早く成果を上げうるのだ。

私はかつて、サンチャゴ・ラモン・イ・カハールと彼の弟子デル・リオ・オルテガから哺乳類の脳に関する神経組織学を学ぶために、マドリッドで六か月を過ごした。シェリントンがあらゆる時代を通じて最も偉大な神経解剖学者と考えていた、あのカハールだ。さて、マドリッドでの私の研究仲間の一人は、何年か前にカハールの指示で蟻の脳の研究をはじめていた。彼の話によると、カハールは初め蟻に単純な脳が見つかることを予想していたという。ところが、蟻の脳は実際には予想よりはるかに複雑なものだった。その結果、カハールは哺乳類の脳、つまり君や私がこうして人間を理解しようと精一杯働かせているのと同じ類の脳に、研究の対象を転じてしまった。これは私達にとってはありがたいことだったが、蟻の脳で発見した複雑な神経回路の意味を、機能との関連において解明するという難題に一人で取り組むことになった彼の弟子にとっては、ありがたいどころの話ではなかった。

D

君の言う通り、体性感覚路の最初のニューロン交替は脊髄で行なわれるし、それが脊髄反射に重要な意義を有することも間違いない。しかし、ここではもっと上位の統合作用を問題にしているのだ。私は上位のレベルに達した求心性の神経インパルスの流れを考えているのであって、それは間脳で最初のニューロン交替を行なう。痛みの感覚を除いて、ほかの重要な感覚（視覚、体性感覚および聴覚）の伝導路は、大脳皮質の特定の領野へ迂回路を伸ばし、そこで二番目のニューロン交替を行なう。

ここから、それぞれの感覚伝導路は「上部脳幹の灰白質にある標的核へ真直ぐにもどる」わけだが、君はそれを解剖学的に立証するよう求めている。ウォルシュ（F. M. R. Walshe）も同じ点に疑問を抱いた。しかし、アール・ウォーカー（Earl Walker）の初期の解剖学的研究が示すように、大脳皮質の各部は間脳にあるいずれかの視床核から派生したものなのだから、答はある程度自明だ。

私の言う「標的核」が上部脳幹にあることは間違いないが、その自動的な抑制作用と活動化作用による統合機構の組織学的な詳細はまだわかっていない。しかし自動的な統合は現に行なわれているのであり、人間が一種のコンピュータを脳に内蔵していることは確かなのだ。また人間には反射的な行動と共に推理を伴う行動が見られる。これに関与するのが最高位の脳機構であり、この機構は間脳にてんかん性の放電が起こると選択的に機能を失うのだ。

君の疑問には生理学やてんかんの臨床、それに神経外科学の分野で得られている結論や証拠をあげて答えることができる。これもまた神経学のうちだ。

患者の意識を保ったまま行なうてんかんの外科手術を通じて、神経外科医は大脳皮質のいろいろな領野の境界を正確に定めることができた。これが電極による刺激や、治療を目的とした大脳皮質の部分切除によってなされたことは、君のよく知る通りだ。

　大脳皮質の各部を、その茎部すなわち白質が間脳に接している部分まで切除する手術を、何百人もの患者に対して行なってきた一人の神経外科医として、君の疑問に答えるのはきわめて容易だ。あまりに容易なので、私はこの点をはっきりさせなかったことにびっくりしているくらいだ。*


　意識的な随意運動に必要な体性感覚や視覚のデータを担う神経インパルスの流れが、大脳皮質の各々の領野から間脳へ入っていくことは、*の注で説明したようにはっきりしている。

　次に、「随意運動を開始させる神経インパルスの流れ」は、間脳から出て中心前回へ入り、そこから身体中の筋肉へ伝わることを示す明らかな証拠がある。大脳皮質の他の部分を間脳に接するところまで含めて広範囲に切除しても、随意運動の制御機能は妨げられないのだから、随意運動を開始させる神経インパルスの流れが、いわゆる「連合線維」に沿って、脳の他の部分から中心前回へ至るとは考えられないのだ（㉔）。

　人間の脳には「大脳中心部統合系」（centrencephalic system）とも言うべきものがあって、感覚情報の受け入れと運動の制御に関与している。そしてこの統合系には自動的なコンピュータ機構と、意識を可能にしている機構が含まれている。一方、大脳皮質の各々の領野が活動しているときには、少なくともその一部は、間脳と同じくらい、意識に関連した神経作用にかかわりを持っている。

終りに

意識あるいは心が脳のどこかに局在すると考えるのは誤りである。偉大な数学者であると共に偉大な哲学者だったデカルトは、心は松果体に位置すると考えた。これはむろん誤りだったが、彼が、意識の維持に不可欠な最高位の脳機構の中心回路がある部分にきわめて近いところを指し示したのは、面白いことである。

大脳中心部統合系には二つの半ば独立した仕組み、すなわち(a)最高位の脳機構と、(b)自動的な感覚――運動機構が含まれる。おそらく、この二つの仕組みは、大脳中心部統合系を構成するいくつかの部分のうちの二つだと言うべきだろう。この大脳中心部統合系は前頭葉と側頭葉の新しい部分、すなわち、猿から人間へと進化するにつれて相対的な大きさを著しく増した部分と、注目すべき直接の連絡を有している。これは、ウォール・ナウタが最近行なった解剖学的な研究の中で立証している(⑫)。この連絡は一方では前部前頭葉と視床下部を、他方では前下部側頭葉と視床の中背側核を結びつけている。私達がてんかんの臨床的な研究から得た証拠の示すところでは、前頭葉および側頭葉のこれらの部分と直接連絡しているのは最高位の脳機構で、自動的な感覚－運動機構（コンピュータ）はいろいろな感覚野と運動野に直接連絡している。そして最高位の脳機構は、コンピュータを介してのみ、感覚野と運動野に連絡していると考えられる。

感覚インパルスの標的核は、随意運動を制御するインパルスを末梢へ送り出す仕組みと密接に結びついているに違いない。これは、そうした仕組みが上部脳幹にあることを意味する。それは、脳の電気刺激や大脳皮質の部分切除に関する長年の経験によって、すでに臨床的および生理学的に立証されている。ここで歴史的な経緯をちょっと振り返ってみよう。かつては、感覚情報を受け取って意識的な行動を制御するのは大脳皮質であり、大脳皮質の表面部を走る「連合線維」が、感覚の入力と運動の出力の間に起こるすべての現象を説明する、という説が長い間支持されていた。ジャクソンも、一時は、最高位の統合は前部前頭葉で行なわれると考えた。しかし彼は臨床上の経験に照らしてこの考えを捨てた。彼の教えで重要なことは、彼が最高位の統合作用を担う仕組みがどこかに発見されることを知っていて、その生理学的な機構を、てんかんに関する研究結果から推測していたということである。

私が心と脳の関係に好奇心を燃やしはじめたのは一九二〇年代のことで、除脳猫の研究を通じてであった。そのころ私はカスバート・バゼット（Cuthbert Bazett）と一緒にシェリントンの研究室でこの研究を行なっていた。私達は猫の上部脳幹と大脳半球を除去して、下部脳幹と脊髄を保存する実験を行なった。この手術を受けた猫は意識あるいは心を失い、完全に自動的な「反射標本」と化した。生命もあり、反射機構も働いているが、心の存在を示す証拠は認められなくなってしまったのだ。私は生理学から神経学へ、さらに神経外科学へと専攻を変えてゆき、最後には、すばらしい研究仲間と設備に恵まれたモントリオール神経学研究所で、神経外科医として働く機会を得た。この研究所は一九三四年にその扉を開いた。一九三六年、私はニューヨーク医師会の招きでハーヴェイ記念講演を行なった。私は「大脳皮質と意識」という演題を選び、神経外科医としての初期の経験から得た結論を紹介した⑭。とくに、治療を目的とした脳切除や、診断を目的とした電気刺激から得た証拠、それに、意識の喪失と間脳への損傷との間の明白な関係を取り上げて論じたのである。

第五章で指摘したように、このときの講演は私の考えが発展していく上で重要な意味を持っている。そのころ、意識を可能にする中枢神経系の統合機構が大脳皮質にないことは明々白々だった。それは新脳にあるはずはなく、古脳の「中脳より上」に発見されるはずだった。私が一九三六年に推定したことの多くは、その後いくたの臨床例において繰り返し立証された。

私は一九三六年のハーヴェイ記念講演を次の言葉で結んでいる。

私は「理解の場」はどこにあるのかという問題について論じてきた。ここで言う「場」とは、随意運動の開始と、その前提条件である感覚情報の統合に最も密接に関係している神経回路の位置を意味する。

一九五二年、私は「てんかんの自動症と大脳中心部統合系」と題して論文を発表した⑮。私はこの論文の中で、前部前頭葉または前部側頭葉に生じたてんかん性放電は、間脳へ直接伝わってそこに妨害性の放電をひき起こし、意識に最も密接に結びついた最高位の脳機構の活動を停止させることを明らかにした。私は間脳を中心として営まれる最終的な統合作用を表わす言葉として、centrencephalic integration〔本書では仮に大脳中心部統合機能と訳してある〕なる用語を提唱した。現在ナウタによって証明されている解剖学的な連絡の存在は、そのころの私にはただ想像できるだけだった。私は、感覚野の位置する各々の脳回は、間脳の構造的にそれを派生物とする部分へ、情報の流れを送り込んでいるに違いないと考えた。今でもそう考えている。現在では、てんかんの神経生理学的な研究から、間脳に「自動的な感覚－運動機構」（コンピュータ）と「最高位の脳機構」を見分けることができ、求心的な感覚情報はまずコンピュータの方へ流れ込むと考えられる。その後で、コンピュータが抑制しなければ、最高位の脳機構へ伝えられて、意識に上るのである。

解剖学的な詳細はさておき、臨床上および生理学上の間接的な証拠を紹介しよう。随意運動は間脳から出る神経インパルスの流れによって制御される。この場合、細かい制御は中心前回の運動野を迂回して行なわれるが、大まかな制御はじかに脊髄を経て行なわれる（中心前回を通る伝導路が卒中の発作で遮断されると、たとえばピアノは弾けなくなるが、無器用にせよ手を動かすことはできる）。中心前回でニューロンを取り替えた神経インパルスの流れは、よく知られた経路をたどって全身の筋肉へ達し、複雑な随意運動を起こさせる。以上から、感覚情報と心の指示は間脳の神経回路へ集まるに違いないと考えられる（第三、四、五および六章を参照）。

私は、科学者として、心は脳の働きに帰することを証明しようと試みてきた。そして、脳がいかにして心の働きを営むかを明らかにしようと、いろいろな脳の仕組みの発見につとめてきた。ここにこのモノグラフを著わすに当たって、私は何らかの結論から始めることもなく、最終的で変更の余地のない結論で終わることもしなかった。私はただ、現在までに得られている神経生理学上の証拠を、二つの仮説、すなわち人間は一つの基本要素から成るという説と、二つの基本要素から成るという説に照らして再検討してみただけなのだ。私は、私達が一生懸命に働かせている脳の仕組みは、これら二つの説のいずれかにしたがって役目を果たしているものと考える。そして私の結論はこうである——刺激電極の使用、意識のある患者の研究、てんかん発作の分析などの新しい方法によっても、心の働きはすべて脳の仕組みに帰するという十分な証拠はない。私は、人間は二つの基本要素から成ると考えた方が、一つの基本要素から成ると考えるよりも理解しやすいと結論する。しかし、これは人間による人間の研究であり、心の働きを支えるエネルギーの本体が明らかにされるまでは——私はいつか明らかにされるだろうと考えている——、最終的な科学的結論を引き出そうとすべきではないと信じる。

繰り返し言うが、私は長い研究生活を一元論に沿って歩み続けてきた。その一元論はジャクソンの三つの仮説の中からシモンズやエイドリアンが選んだもの、すなわち「最高位の神経中枢の活動と精神の働きは一つの同じものである。あるいは、同じものの異なった面である」という説と事実上同じものだった。

いずれにしても、科学者として、私は人は一元論か二元論のどちらかを選ばなければならないという考えをしりぞける。それは「閉ざされた心」を意味するからだ。科学者はそうした立場から出発すべきではないし、固定した先入観をもって研究を行なうべきでもない。しかもなお、ここで論じた問題の最終的な結論が、本書の最も若い読者が生涯を終えるまでにもたらされるとは考えられないのだから、私達は、人間の心の本体が科学によって最終的に明らかにされるのを待たずに、各自で自分なりの信条（あるいは信仰）や生き方を選ばなければならないのである。

日常の会話では「心」は「人間の魂」と同じものと受け取られている。私はキリスト教徒の家庭に育ち、人間の魂について初めて真剣に考えたとき以来ずっと、自分にはこの世でなすべき仕事があり、人はすべて大いなる計画の中で何らかの役割を演じているのだと信じてきた。人と神との交わりというようなことがあるのかどうか、あるいは、人の死後、その心に外部の源からエネルギーがもたらされるというようなことが起こりうるのかどうか——こうした問題には、私達は各自に答えるしかない。科学はそれに答えてはくれないのだ。

＊　中心後回を例にあげて説明してみよう。弁別感覚を可能にする感覚情報はここを通じて流れる。この部分の後ろの脳回と前の脳回（すなわち中心前回）のいずれか一方または両方を除去しても、対側の手指の感覚は失われない。点定位はいぜんとして可能で、指の空間的な位置感覚も損われない。したがって情報は標的に達しているのであり、それは間脳にあるとしか考えられない。一方、中心後回を選択的に除去し、この脳回と間脳の視床核を結びつける白質の茎部を切断してしまうと、対側の指の弁別感覚が失われる。

同じことは視覚野についても言える。間脳との連絡が保存されている限り、対側の視野の視覚は保存されているのである。

参考文献

① Adrian, E. D. 1966. Consciousness. In *Brain and Conscious Experience*, J. C. Eccles, ed. New York: Springer-Verlag.

② Feindel, W. and W. Penfield. 1954. Localization of discharge in temporal lobe automatism. *Arch. Neurol and Psychiat*. 72: 605–630.

③ Jackson, J. H. 1873. On the anatomical, physiological and pathological investigation of the epilepsies. *West Riding Lunatic Asylum Medical Reports*. 3: 315–339.

④ —— 1931. *Selected Writings of John Hughlings Jackson*. Vol. 1, On Epilepsy and Epileptiform Convulsions, J. Taylor, ed. London: Hodder and Stoughton.

⑤ James, W. 1910. *The Principles of Psychology*. New York: Holt.

⑥ Hippocrates. W. Jones and E. Withington, eds. The Loeb Classical Library, 4 volumes. Vol. 2, *The Sacred Disease*, pp. 127–185. Cambridge: Harvard Univ. Press. Also London: Heinemann, 1952–1958.

⑦ Lashley, K. S. 1960. *The Neuropsychology of Lashley; Selected Papers of K. S. Lashley*. F. A. Beach et al., eds. New York: McGraw-Hill.

⑧ MAGOUN, H. 1952. The ascending reticular activating system. *A. Res. Nervous and Mental Disease, Proceedings* (1950) 30: 480–492.

⑨ MORUZZI, G. and H. MAGOUN. 1949. Brain stem reticular formation and activation of the EEG. *Electroenceph. Clin. Neurophysiol.* 1: 455–473.

⑩ MULLAN, S. and W. PENFIELD. 1959. Illusions of comparative interpretation and emotion. *Arch. Neurol. and Psychiat.* 81: 269–284.

⑪ PAVLOV, I. P. 1927. *Conditioned Reflexes: An Investigation of the Physiological Activity of the Cerebral Cortex.* G. Anrep, trans. and ed. London: Oxford Univ. Press.

⑫ NAUTA, W. 1971. The problem of the frontal lobe: a reinterpretation. *J. Psychiat. Res.* 8: 167–187.

⑬ PENFIELD, W. 1930. Diencephalic autonomic epilepsy. *Arch. Neurol. and Psychiat.* 22: 358–374.

⑭ ——— 1938. The cerebral cortex in man. The cerebral cortex and consciousness. *Arch. Neurol. and Psychiat.* 40: 417–422. Also in French, Prof. H. Piéron, trans, in *L'Année Psychologique* 1938. Vol. 39.

⑮ ——— 1952. Epileptic automatism and the centrencephalic integrating system. *A. Res. Nervous and Mental Disorders, Proceedings* (1950) 30: 513–528.

⑯ ——— 1952. Memory mechanisms. *Arch. Neurol. and Psychiat.* 67: 178–191.

⑰ ——— 1954. The permanent record of the stream of consciousness. Proc. XIV Int. Congr. Psychol., Montreal. *Acta Psychologica.* 11: 47–69. 1955.

⑱ ——— 1958. *The Excitable Cortex in Conscious Man.* The 5th Sherrington Lecture. Liverpool: Liverpool Univ. Press. Also Springfield, Ill.: Charles C. Thomas.

⑲ ——— 1959. The interpretive cortex. *Science.* 129: 1719–1725.

⑳ ——— 1968. Engrams in the human brain. *Proc. Roy. Soc. Med.* 61: 831–840. (Gold Medal Lecture.)

㉑ ——— 1969. Consciousness, memory and man's conditioned reflexes. In *On the Biology of Learning*, K. Pribriam, ed. New York: Harcourt, pp. 129–168.

㉒ ——— 1969. Epilepsy, neurophysiology, and some brain mechanisms related to consciousness. In *Basic Mechanisms of the Epilepsies*, H. H. Jasper et al., eds. Boston: Little, Brown.

㉓ Penfield, W. and J. Evans. 1935. The frontal lobe in man: A clinical study of maximum removals. *Brain*. 58: 115–138.

㉔ ——— 1954. Mechanisms of voluntary movement. *Brain*. 77: 1–17.

㉕ ——— and H. Jasper. 1954. *Epilepsy and the Functional Anatomy of the Human Brain*. Boston: Little, Brown.

㉖ ——— and K. Kristiansen. 1951. *Epileptic Seizure Patterns*. Springfield, Ill.: Charles C. Thomas.

㉗ ——— and G. Mathieson. 1974. Memory. An autopsy and a discussion of the role of the hippocampus in experiential recall. *J. A. M. A. Archives of Neurology*. 31: 145–154.

㉘ ——— and P. Perot. 1963. The brain's record of auditory and visual experience. A final summary and discussion. *Brain*. 86: 595–696.

㉙ ——— and T. Rasmussen. 1950. *The Cerebral Cortex of Man*. New York: Macmillan.

㉚ ——— and L. Roberts. 1959. *Speech and Brain Mechanisms*. Princeton: Princeton Univ. Press. Also New York: Atheneum, 1966.

㉛ Sherrington, C. S. 1940. *Man—On His Nature*. The Gifford Lectures, 1937–1938. Cambridge: Cambridge Univ. Press.

㉜ ——— 1947. Foreword to a new edition of *The Integrative Action of the Nervous System*. (Originally published in 1906.) Cambridge: Cambridge Univ. Press.

訳者あとがき

ワイルダー・ペンフィールド博士(一八九一~一九七六年)は、脳外科医として世界的な権威で、カナダのモントリオールにあるマッギル大学教授並びに神経学研究所の所長(一九三四~一九六〇年)を勤めながら三十年近くにわたって人間の脳の働きを臨床医学の立場で考究し多くの新知見を発表した医学者である。そして彼の医学的業績は古典として今日でも高く評価されている。

彼はプリンストン大学を卒業してから、オックスフォード大学、ジョンズ・ホプキンズ大学に学び、哲学、神経生理学、神経解剖学及び神経学を修め、広い知識を身につけた上で脳外科医の道に入り(一九二一年)、てんかんの外科的治療に大きな貢献をし、一九七六年四月五日、八十五歳の生涯を終えた。本書は彼が八十三歳の時に従来の研究成果を通俗的にまとめたものであるが、内容はきわめて難解である。しかしこれを読んでみると彼が高齢になっても矍鑠《かくしゃく》として脳研究に情熱を燃やし続けたことがうかがわれる。

ペンフィールドはてんかんという意識障害を伴う脳の病気の診断と治療に当たって、露出された患者の脳に電気刺激をすることによって患者からの生《なま》の答申に基づきさまざまな情報を得るというきわめて特異な体験をし、これを詳細に記載した。まずこれによって人間の脳の機能局在が明らかにされたのである。つまり大脳の表面で顔、手、足などの感覚や運動を支配する部位はきわめて限局していることを見出し、人脳の機能地図を作りあげた。さらにペンフィールドは、脳外科医としてその貴重な体験をもとにして運動や感覚ばかりでなく人間の脳の高次の機能——意識や記憶——の分析をも行ないうることを発見した。それは患者脳の解釈野と呼ばれる部分を電気で刺激したとき、過去の記憶がきわめて鮮明に甦るという、驚くべき事実を患者の応答から得たのである。また、上部脳幹を刺激すると意識がなくなり、てんかん患者でみられるのと同じような自動人間となってしまうことを観察して、人間の脳で意識や記憶の機構を研究する糸口を掴んだ。彼の得た数百例におよぶ臨床成績から意識の座は、脳の上部脳幹に限局したものであると考えられた。そして大きな部分を占める大脳はコンピュータとしての役割を担い、多くの記憶を蓄積している場所と考えられたのである。

これらの観察は神経生理学に重要なデータを提供するものであり、きわめて貴重なものである。

ペンフィールドは彼の臨床観察に基づいて人間の心や魂の機構を生理学的に探ろうとしていった。これらの試みは神経生理学者なら誰しも進めたいと願う研究領域である。その後ペンフィールドの心の仕組みに対する鋭い観察と推理は生涯の仕事として進められることとなった。

患者の脳に電気刺激が与えられると、記憶が甦ったり、手足の運動が起こるが、患者は常に他動的な外力に操られていると感じており自発的なものではないと主張する。これはコンピュータにプログラムを入れたり、意志決定をする機構は別にあるのだという考えを導いた。神経生理学の立場では脳の仕組みから心の働きを解き明かそうとするいわゆる一元論の立場からのさまざまな研究が進められてきており、ペンフィールド自身もこの立場に立って研究を続けたという。しかし終局的には彼の観察からは脳と心を分離した方が脳や心の仕組みを理解する上でより容易であるという二元論の立場をとることになった。そして、人間の自発的な意志に基づく脳の働きは電気刺激という電気的エネルギーによらない別の力――心――で支配されているという考えに傾いていった。

ヒポクラテスの時代から人間の魂は脳に宿るとされてはきたが、脳と心の関係については一元論、二元論が盛んに論議されてきた。哲学者や宗教家は心と身体を分離し二元論的に人間を解釈しようとしてきた。人間機械論を主張したデカルトでさえ心については脳室内の霊気のしわざと認めざるを得なかった。ルネッサンス以後近世の自然科学的方法に支えられて発展してきた神経生理学は、脳や神経の仕組みを物理的、化学的な方法で説き明かそうと努めてきた。その結果、生物電気の発見、反射概念の確立、化学伝達物質の分離など輝かしい成果があげられてきた。しかしこれらの実験はすべて動物の神経や脳について行なわれたものであり、現在でも人間の心とか魂の働きを説明しうるまでには至っていない。しかし多くの神経生理学者や神経学者は、心は活動状態にある脳の機能そのものであり、脳の何処かに局在するというものではなく、人間の心と同じような仕組みは蟻やネズミやサルの脳にもあるものと考えている。その中で神経生理学者であり、脳外科医であるペンフィールドは実際に彼の得た貴重な体験、つまり人間脳について調べあげた成績をもとにして、心は脳の外にあり、脳にある最高位脳機構を通じて脳を働かせているという大担な仮説を提出した。そして心は脳を動かしている電気的エネルギーとは別のエネルギーによって支えられ心と心の交信、神と心との交信までも可能ではないかという夢を展開している。この発想は西洋的というよりは東洋的な瑜伽《ヨーガ》の思想に通ずるものであるかもしれない。ペンフィールド自身もこれはあくまで仮説であり結論ではないことを繰り返し強調しているのも、科学者としての彼の悩みの告白なのであろう。また彼の多くの友人達、哲学者、神経学者の賛否両論のコメントを添えていることからみても、きわめて控え目な提言と受け取られるのである。

昨今の分子生物学の飛躍的な発展は、地球上にきわめて偶然的に発生した生命は物質的な存在であり、同時に歴史的な存在であることを明らかにした。したがって生命現象の一部である脳の働き、さらには人間の精神活動といえども三十億年にわたる生物進化の歴史的な産物であって、これもまた脳の営む物質的な存在としてとらえられねばならないことを予言している。したがって神経系もそれぞれの動物種で特殊化されているとはいえ、動物から人間に至るまでその仕組みや働きは連続性を持ったものと理解しなければならないだろう。そうなると意識や心は単に人間にのみそなわった属性というよりは、動物にも同じような仕組みがあると考える立場で、心の研究を進める余地は十分にあるように思われる。今日の神経生理学は脳に含まれる個々の神経細胞の働きについては、実に多くのことを明らかにした。しかし多数の細胞により営まれる脳の統合機序ともなるとこれを科学的に研究する研究方法が未だ確立されているとはいえない。脳の仕組みの中で神経系の統合機序の分析はまだやっと始められたばかりで人間の心の働きが脳の仕組みであるとする一元論的な考え方を主張する科学的根拠は確かに乏しい。だからといってただちに二元論をとる根拠もまたないであろう。

人間の心の働きは生物進化の頂点ともいうべきもので、その複雑性は計り知れないものであるが、蟻、蛸、鼠、犬、猿等の動物脳でもその営む神経機序はきわめて複雑なもので彼らの心に操られた行動を支える神経系のメカニズムの解析でさえ容易なことではない。これらの動物についていえることは、遺伝的に決められた脳の構造（神経配線の基本設計）に対して一定の本能行動を営む能力を生まれながらに持っていることである。また後天的に環境から学び神経系の持つ基本設計を追加し、体験を記憶することによって学習行動をも営むこともできる。これらの行動は刺激に対して合目的的に統合された反応で、これを操る脳の仕組みは心の働きに対応させうるものとみてよいであろう。このような動物行動についての科学的な解析が進められるならば、人間の心についてもやがて生理学的な理解が可能になるであろうことを神経生理学者達は日々信じ、研究を進めているのである。生物学的にみるならば人間でも脳発達の基本設計は遺伝的な制約のもとに進行しており、人間の心の働きも、遺伝的な規制を受けると考えなければならない。もちろん脳の働きは環境によっても強い影響を受けその発達が左右される。したがって心もまた遺伝的な枠組の中で環境に支配され変化しながら存在していることになる。ペンフィールドの観察のように人間の脳を電気で刺激すれば記憶が再現されたり、意識を失ったりして意識の流れは確かに変化しうるものである。また最近数多く開発された向精神薬を用いれば人間の心を容易に変えうることも知られている。そうなると人間の心も脳という物質的な存在の中で創り出されるものであって、非物質的な心の存在を仮定しなくてもよいようにも思われる。

また人間は天衣無縫に振る舞える心を持っていると自負してはいるが、脳の発育が遺伝的な制約を受けるものであるとするならば、そこで創られる心にもまた一定の制約が出てくるはずであり、個人の持つ自由意志とは何であるかも疑われてくる。

人間とは一体何なのか。これは人類発祥以来の問いであり、悩みであった。そしてこれは人間の心のなせる業なのである。哲学が生まれ、宗教が広く人間生活の中にはいり込み実生活の中では脳と心の分離は極めて自然に行なわれている。ペンフィールドほどの科学者であっても一人の人間として人間の魂の謎を求める時、魂と魂の交信、魂と神との交信にまで思いをめぐらしたことは、彼の生い立ちからくるキリスト教的教養のもとでの人間味あふるる述懐であるとも思われる。しかし神経生理学者の認識としては人間の心といえども脳の生み出す物質的存在であるとするのが至当であろう。とはいってもその実証にはなお多くの日時を要するであろうし、さらには人間の脳の力で人間の脳の仕組みをほんとうに解明しうるのかという論理的な疑義もないわけではない。——心身二元論を肯定するものではないとしても——。

現状では人間の心の物質的認識には冷たさ、あじけなさがただよっている。人間が生きて行くためには物活論的な意味ではなしに方便としてでもまだまだ哲学や宗教の必要性を積極的に認めなければならないように思われる。人間の脳髄が今一段と進化しない限り、人間の心の生理学的解明は無理なのではあるまいか。人類の滅亡か繁栄かを決めるものは今後の人類の脳の進化にかかっているような気がしてならない。

本書の翻訳には主として山河宏氏が当たり、筆者が加筆してできるだけ専門的な用語をさけることに努めた。文中ペンフィールド独特の用語が散見されるがこれには原語を併記するようにした。

終わりに本書の出版にあたりご尽力をいただいた文化放送出版部の各位に感謝する。

一九七六年八月

塚田裕三

覆刊に際して

ワイルダー・ペンフィールド博士の絶筆となった *The Mystery of the Mind* の翻訳『脳と心の正体』を出版してからすでに十年が過ぎた。

意外に多くの方々に読んでいただいて、いろいろなご意見がいただけたことに感謝している。最近になっても、本書を入手したいというお手紙をいただくのであるが、版元の文化放送出版部では絶版とされたとのことで残念に思っていた。

このたび、法政大学出版局から覆刊のお話があり、大変嬉しいことだと思っている。

脳の働きについての、生理学的、臨床医学的な研究は、その後も着々と進められ、終着駅を心の解明において次々に先進技術が導入されている。

分子生物学的手法もその一つで、脳の発生と分化の遺伝子による調整機構の問題は、現在ホットな研究課題となっている。また、遺伝性の脳・神経疾患について、遺伝子診断が行ないうるようになっており、これら疾患の出生前診断や発症前診断に大きな力を発揮している。これが進めば、次には遺伝子治療法の技術開発が必須になってくるであろう。

一方、臨床医学においても、各種の高度先進技術が開発され、ヒトの脳で無侵襲的に、機能状態を調べることができるようになってきた。PET（陽電子放射断層撮影法）やMRI（磁気共鳴イメージング）による脳内画像化の手技は、精神活動をつかさどる脳内部位を特定したり、異常の発見に有力な手段を提供している。

それでも、人間の心が営むさまざまな神秘的ともいえる事象、禅僧やヨガの行者にみられる心と身体の特殊な関係については、西欧的な自然科学観では到達しがたい領域がまだまだ残されていることも事実である。

ペンフィールド博士が書き残した脳の働きについての多くの問題提起は、今日でも新鮮味を失わないものと信じている。

一九八七年四月

塚田裕三

再刊にあたって

本書は脳研究の分野で歴史的な業績を残したワイルダー・ペンフィールド（Wilder Penfield）の著書 *The Mystery of the Mind* の邦訳である。どのような脳研究であるかは、本書を読んでいただけば明らかで、その業績は今も往時の価値を失っていない。

邦訳は当初『脳と心の正体』という俗受けを狙った題名で出版されていたが、このほど法政大学出版局の英断により、『脳と心の神秘』と、原書のイメージに近い題名で再刊され、まことに嬉しく思っている。同出版局の各位に深甚なる敬意を表わすと共に、筆者山河宏による本稿の執筆を快諾された塚田裕三先生に深く感謝する次第である。なお、本書の翻訳には主として山河宏が当たり、塚田先生が丁寧に加筆して一般の読者の理解を助けて下さったことを付記しておく。

ペンフィールドは明確に心身二元論をとって本書を書き終えているが、その前に自分はこれまで一元論に沿って研究を続けてきたと言っている。しかし彼はかなり早くからテレパシーの存在を認識しており、キリスト教文化圏で生れ育ったことなどを考え合せると、二元論への思いは以前から持っていたことがうかがえる。彼はまた若い頃カントの哲学を学び、精神の世界の自由を説くその哲学に深い影響を受けたとも言っている。これも二元論へ傾く要因になっていたのであろう。

カントの批判哲学は重要である。実在における心の超越的な存在を無視して、形而上学にまで数学の理論を持ち込んだ、科学主義的な唯物論が広く行なわれている時代ゆえに、なおさら重要である。科学で認識できる世界と、そうはいかない世界があることを知らなければならない。

心身二元論は霊魂の不滅や人間の不死と必然的に関係してくる。キリスト教文化圏では人間は肉体の死後に真の至福に至る途を開かれ、霊的な不死を得ると説かれる。しかし現実には死別ほど深く人間を悲しませ、苦しませるものはない。医学の究極の課題は、この地上世界での不死を実現させることである。そしてそれは、霊魂の存在を認識し、人間の魂を人体のクローンへ導く、新しい心身二元論に立つことによって、可能になるのだと筆者は信じている。

二〇一一年七月

山河　宏

脳と心の神秘

2011年 9 月15日　　初版第 1 刷発行

ワイルダー・ペンフィールド
塚田裕三／山河　宏　訳
発行所　財団法人　法政大学出版局
〒102-0073 東京都千代田区九段北3-2-7
電話03(5214)5540 振替00160-6-95814
製版・印刷：三和印刷，製本：誠製本

Printed in Japan

ISBN978-4-588-77202-3

著　者

ワイルダー・ペンフィールド
(Wilder Penfield)

1891年アメリカのワシントン州スポケーンに生まれる．プリンストン大学を卒業後，オックスフォード大学，ジョンズ・ホプキンズ大学に学び，哲学・神経生理学・神経解剖学等を修めて，1921年脳外科医となる．てんかん治療の外科的手法の開発やヒトの大脳の機能局在を明らかにした脳外科の世界的権威で，カナダのマッギル大学教授および1934年に自ら創設したモントリオール神経研究所の所長を長くつとめた．1976年死去．その医学的業績は古典として高く評価されている．

訳　者

塚田裕三（つかだ　やすぞう）

1922年名古屋市に生まれる．1947年慶應義塾大学医学部卒業．大脳生理学・神経化学専攻．医学博士．慶應義塾大学医学部教授（生理学）を経て，現在，慶應義塾大学名誉教授．著書に，『脳の生化学』，『精神と物質』，『自伝でつづる人間医師像』（山河宏共編）などがある．

山河　宏（やまかわ　ひろし）

本名・井戸川宏．1944年中国天津に生まれる．慶應義塾大学文学部中退．1972年東邦大学理学部生物学科卒業．生物学・医学に関する翻訳・紹介に従事．訳書に，B. ブラウン『スーパーマインド』（共訳），J. C. エックルス／D. N. ロビンソン『心は脳を超える』（共訳）などがある．